# 藥性會元（校點本）

明·梅得春 編集

鄭金生 校點

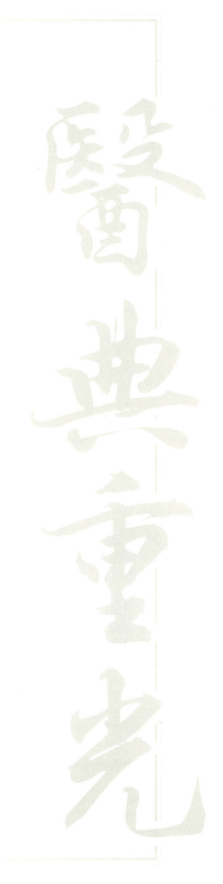

人民衛生出版社

·北京·

圖書在版編目（CIP）數據

藥性會元：校點本 /（明）梅得春編集；鄭金生校
點. -- 北京：人民衛生出版社，2024. 6. --（醫典重
光：珍版海外中醫古籍善本叢書）. -- ISBN 978-7-117-
36391-4

Ⅰ. R285. 1
中國國家版本館 CIP 數據核字第 20243HB399 號

---

醫典重光——珍版海外中醫古籍善本數字化資源庫
網　　　址：https://ydcg.ipmph.com
客服電話：400-111-8166
聯係郵箱：ydcg@pmph.com

---

醫典重光——珍版海外中醫古籍善本叢書
藥性會元（校點本）

Yidian Chongguang——Zhenban Haiwai Zhongyi Guji Shanben Congshu
Yaoxing Huiyuan（Jiaodianben）

---

編　　集：明·梅得春
校　　點：鄭金生
出版發行：人民衛生出版社（中繼綫 010-59780011）
地　　址：北京市朝陽區潘家園南里 19 號
郵　　編：100021
E - mail：pmph @ pmph.com
購書熱綫：010-59787592　010-59787584　010-65264830
印　　刷：北京雅昌藝術印刷有限公司
經　　銷：新華書店
開　　本：889 × 1194　1/16　　印張：13　　插頁：1
字　　數：206 千字
版　　次：2024 年 6 月第 1 版
印　　次：2024 年 6 月第 1 次印刷
標準書號：ISBN 978-7-117-36391-4
定　　價：129.00 元
打擊盜版舉報電話：010-59787491　E-mail：WQ @ pmph.com
質量問題聯系電話：010-59787234　E-mail：zhiliang @ pmph.com
數字融合服務電話：4001118166　　E-mail：zengzhi @ pmph.com

# 珍版海外中醫古籍善本叢書

## 叢書顧問

王永炎

真柳誠 [ 日 ]

文樹德 (Paul Ulrich Unschuld) [ 德 ]

## 叢書總主編

鄭金生

張志斌

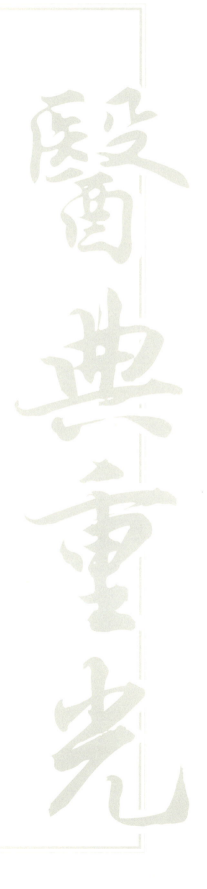

# 校點凡例

一、《藥性會元》三卷，明·梅得春編集，刊行于萬曆二十三年(1595)。本次校點的底本乃明·王納諫刻，明萬曆二十三年(1595)序刊本的複製件。該底本現收藏于日本國立公文書館內閣文庫。

二、本書採用橫排、繁體，現代標點。繁體字以 2021 年版《古籍印刷通用字規範字形表》爲準(該字表中如無此字，則按原書)。原書豎排時顯示文字位置的"右""左"等字樣一律保持原字，不做改動。原底本中的雙行小字，今統一改爲單行小字。

三、若底本目錄與正文有出入時，在分析原書結構之後，一般依據正文實際內容，予以調整或補訂，并出校記予以説明。

四、校點本對原書內容不刪節、不改編，盡力保持原書面貌，因此原書可能存在的某些封建迷信內容仍予保留。某些不合時宜、或來源於當今受保護的動植物藥(如虎骨、犀角等)，請讀者注意甄別，切勿盲目襲用。每卷後重復出現的書名卷次等，則徑删不出注。

五、本書爲孤本僅存，沒有校本，只能採用本書所引之原始文獻(如《證類本草》等)之相關內容進行校勘。若底本引文雖有化裁，但文理通順，意義無實質性改變者，不改不注。惟引文改變原意或文義不通時，方據情酌改，或仍存其舊，均加校記。

六、凡底本的異體字、俗寫字，或筆畫有差錯殘缺，或明顯筆誤，均徑改作正體字，一般不出注，或于首見處出注。某些古籍中常見的極易混淆的形似字(如"已、己、巳""太、大"等)，一概徑改不注。而在某些人名、書名、方藥名中，間有采用異體字者，則需酌情核定。或存或改，均在該字首次出現時予以注明。

七、原書的古今字、通假字，一般不加改動，以存原貌。避諱字一般不改。

八、凡屬難字、冷僻字、異讀字，以及少量疑難術語，酌情加以注釋。原稿漫漶不清、脱漏之文字，若能通過考證得以解決，則補加注。若難以考出，用方框“□”表示，首次出注，後同不另加注。若能揣測爲某字，然依據不足，則在該字外加方框。

九、不規範的藥名，凡屬誤名者徑改爲正名，不另出注。藥名中不屬現代簡化字，古代即屬于異寫、俗寫者，原則上均依底本，必要時在該名首次出現時加注説明。醫學術語用字不規範的處理原則亦同。

十、爲版面清晰，閲讀方便，藥物之間空行排列。但若屬同一藥物來源的不同部位，則换行排列，中間不空行。

# 藥性會元序

　　嘗稽《周禮》：醫師掌醫政，理藥以保王躬、壽民命，獲效十全者稱上功。故昔哲[1]王御宇，六氣不侵，而災眚[2]不作，熙熙焉如登春台，由繇然哉。夫醫神於人，而神於醫者，維藥之力。藥匪力，卽神醫弗神。醫神於藥，而藥之所以力，維藥之性。性匪辨，卽神藥弗力。五方風氣異宜，物產異致，種類糾紛，贗僞佊傂[3]。有酸苦辛鹹甘淡之味，則有溫平寒熱之性，而升降浮沉爲用，因之先正[4]謂："人知辨真僞、識藥之難，而不知分陰陽、識藥性之尤難！"誠知言也。顧藥性之辨曷昉[5]乎？自神農嘗百藥，制本草，救民疾苦，遺書百餘卷，流播海寓，譚醫者宗焉。倉、越[6]而下，如吳、李[7]《藥錄》，陶、蘇[8]注解，永徽《圖經》[9]，皆褒然上乘，什襲[10]世用。第其載集浩繁，家居猶便翻研，旅篋則難攜挾。予攝生常須藥物，溫平涼熱之性宜辯，而浪遊數千里外，思一取而印證無繇也。春三月，以歲清囹圄之役[11]，奔走沅、盧、辰、淑間。會平溪經幕錢塘梅元實，持所輯《藥性會元》三卷，謁予於舟次。卒業之詞簡而詳，理約而明，指實而核，族類以部而分，方所以產而別，性味以品而殊。燮之以陰陽，配之以經絡，濟之以水火，參之以君臣

---

1　哲：原作"喆"。同"哲"。據改。
2　眚：shěng音省。原指目疾。《說文解字》："眚，目病生翳也。"泛指疾病，疾苦。
3　佊傂：詳上下文義，似應作"佊傂"（pí suī）。意爲外貌醜陋。《廣雅•釋詁二》："佊傂，醜也。"
4　先正：前代賢臣。《書經•說命》："昔先正保衡，作我先王。"
5　昉：始。《列子•黃帝》："旣出，果得珠焉。眾昉同疑。"張湛注："昉，始也。"曷昉，卽始於何處。
6　倉、越：卽倉公（淳于意）、秦越人（扁鵲）的簡稱。
7　吳、李：卽吳普（著《吳普本草》）、李當之（著《李當之藥錄》）的簡稱。
8　陶、蘇：卽陶弘景、蘇敬的簡稱。陶氏撰《本草經集注》，蘇氏領銜撰修《新修本草》，其書皆以注解《神農本草經》藥物爲主旨。
9　永徽《圖經》：永徽爲唐年號（公元 650-655）。據載永徽年間撰成唐《新修本草》（正文 20卷，《圖經》7卷），故永徽《圖經》，實代指《新修本草》。
10　什襲：層層包裝，以示珍貴。
11　歲清囹圄之役：囹圄，卽牢獄。此處指作序者每年都要辦理的有關監獄的差事。

7

佐使，附之以畏惡忌反。析明驗于方施，識成功於已試。不必遠稽古籍，近蒐旁門，惟按類隨索，如持左券[1]。殆照心之方諸[2]，辯昧之指南也。《肘後》神奇，到今珍之，此胡可秘？因授渠陽備司周南王君，梓以傳焉。梓成，予覽而喟然曰：仁哉！元實之用心也。其默契於元之理乎！夫元者善之長也。天爲生物之元。舉蚑行喙息[3]，靡不欲其榮而無瘁，暢[4]而無凋。然闔闢相乘，時序乃爾，則鼓豔陽熙育之，而使瘁者榮，凋者暢。哲王體天之元，布德施仁，春滿六合。而人之疾痛癢疴，亦執所不能無，必恃良醫調其榮衛，而藥性紛錯，未易熠其指歸。彼執泥者，不能迎刃中綮，遑遑投之非劑，反以重其膏肓，庸非仁人所隱乎？此書僅[5]三帙，而探本該標，分條析縷，統會杏林百氏之元，以啟囊鑰、濟人群，譬之天道，會四氣之元而繁育品匯，然茲“會元”之義所由取也。專[6]方脉者，得是書而校讎於《素問》，察[7]微於《難經》，折衷于盧、扁、張、王[8]，辯內外緩急補[9]，縱橫出入于孫、俞、朱、李[10]之妙境，又何施而不可？仁哉！元實之用心也。元實才如操割，譚若懸河。祇以數奇，愽官戎幕。初抵廨，值平溪亢暘疫甚，施藥救之，所全活無算。甲午入棘闈供事，有分試劉司理疾篤，微息垂絶，群醫視之，卻步而走。元實植方進劑，起死回生，效捷於響。甫旬日，康復如初。斯固醫神、藥神，而實此書辯性之功神也。今天子省刑蠲賦，加惠黎元，萬

---

1　左券：契約。古代契約分左右兩券，各執其一，合之以爲信。如持左券，比喻辦事很有把握。

2　方諸：《周禮》司烜氏以鑒取明水於月。此鑒卽“明諸”，又稱“方諸”。此處喻可以像鏡子一樣使人明察事物。

3　蚑行喙息：指用足行走，以喙呼吸的動物。泛指各種有生命之物。

4　暢：(chàng 音暢)通“暢”。《漢書·郊祀志上》：“草木暢茂。”顏師古注：“暢與暢同。”卽旺盛繁茂。

5　僅：通“僅”。

6　專：通“專”。專方脉者，卽指以醫爲業的人。

7　察：原作“詧”。同“察”。據改。

8　盧、扁、張、王：古代名醫，指盧醫、扁鵲、張仲景、王叔和。

9　補：據文義，此下當脫“瀉”字。

10　孫、俞、朱、李：“孫”疑爲孫思邈，俞氏不明。朱、李卽朱震亨（丹溪）、李杲（東垣）之簡稱。

方喜更生之會，而僚屬中又有陰培元氣，濟物療民若斯集焉。所裨於春台之化，豈其微哉？予嘉元實之用心，而其名不可令久而蕪没也，謾識數言弁諸首，且藉此爲仁民之一助云。

萬曆二十三年歲次乙未夏六月上浣之吉
賜進士第、亞中大夫、湖廣承宣布政使司分守湖北道、兼管撫苗、
右參政、前巡按直隸、奉敕提督學校，監察御史、侍經筵官
浙暨陽　還冲　陳性學撰

# 目錄[1]

---

1　目錄：原書各卷有目錄，今均集中於書前，各藥後增標頁碼。原各卷目錄末之"卷×目錄終"刪訖。各部藥數用小字。

2　藥性……之法：此條前原有"附"字。原書將此條及此下三條作附錄，綴於上卷目錄之後。今去"附"字，將此四條標題補入上卷目錄之首，正文置於草部之前。

3　四：據正文實際藥數當作"五"。

4　甘：原無。據正文補。

---

1　耆：原作“蓍”，據《證類本草》卷七“黃耆”條改。

---

1　威：原作“葳”，不合命名原意，據《證類本草》卷十一“威靈仙”改。
2　天麻：原脱。據正文補。

---

1　蒡：原作“旁”，據《證類本草》卷九“惡實”條改。

2　韋：原作“葦”，據《證類本草》卷八“石韋”條改。

---

1 及：原作“芨”，據《證類本草》卷十“白及”條改。
2 鮮：原作“蘚”，據《證類本草》卷八“白鮮皮”條改。
3 巴：原作“芭”，據《證類本草》卷十一“葫蘆巴”條改。

1　豨薟：原誤作“稀薟”，據《證類本草》卷十一“豨薟”條改。下同此誤徑改。

2　句：原誤作“狗”，據《證類本草》卷七“天名精”條改，與正文合。

---

1 莄：原誤作"紅"，據《證類本草》卷九"莄草"條改，與正文合。

2 葙：原誤作"箱"，據《證類本草》卷十"青葙子"條改。

---

1　八十九：據正文實際藥數當作“九十”。
2　苦竹葉：原脱。據正文補。

---

1 楝：原作“練”，通“楝”。雖爲通假字，然此處乃藥名，按“凡例”改用常用藥名。後同
　不注。

---

1　夷：原誤作“香”。據正文改。

2　倍：原作“棓”，據《證類本草》卷十三“五倍子”條改。

---

1　真：原誤作"貞"，據《證類本草》卷十二"降真香"條改，與正文合。

1 葵：原誤作"瓜"，據《證類本草》卷二十七"冬葵子"條及實際內容改，與正文合。

---

1　粱：原作"梁"，通"粱"。雖爲通假字，然此處乃藥名，按"凡例"改用常用藥名。後同不注。
2　華粉：原作"粉華"。據正文乙轉。
3　銜：原作"啣"。同"銜"。據改。

---

1 硝：原作"消"，據正文改。

---

1 推：原誤作"堆"，據《證類本草》卷四"天子藉田三推犁下土"條改，與正文合。

2 鉛：原誤作"松"。正文亦同，乃"鈆"之誤。"鈆"即"鉛"，據改。

3 臘：原作"臈"。同"臘"。據改。

4 泉：原作"漿"，據《證類本草》卷五"泉水"條改。

---

1　鹼：原作“鹹”，今改作“鹼”，注見正文卷下“鹵鹼”條。

---

1 陰莖：原作"腎"。據正文改。

---

1 亭長：原作“長亭”。據正文乙轉。
2 僵：原作“薑”，據正文改。
3 蛾：原脱，據正文補。
4 猫：原作“毛”，據正文改。
5 白頸：二字原無。據正文補。
6 玳：原作“瑇”，同“玳”，據改。

---

1 類：原無，據正文補。

2 魚甲：原作“甲魚”，據《證類本草》卷二十一“鮀魚甲”條乙轉。

---

1　蝮：原作“馥”，據《證類本草》卷二十二“蝮蛇膽”條改。

# 卷 上

錢塘　元寶甫　梅得春　編集

馬平　夷仲甫　陸可行　考訂

楚零　可貞甫　王有恒　同校

周南　君采甫　王納諫　梓行

　　　楚靖　後學　陳謨　謄次

## 藥性升降浮沉補瀉之法[1]

足厥陰肝、少陽膽　　　木　味：補辛，瀉酸；氣：溫補，涼瀉。

手少陰心、太陽小腸　　火　味：補鹹，瀉甘；氣：熱補，寒瀉。

足太陰脾、陽明胃　　　土　味：補甘，瀉苦；氣：溫涼寒熱補瀉，各從其宜。

手太陰肺、陽明大腸　　金　味：補酸，瀉辛；氣：涼補，溫瀉。

足少陰腎、太陽膀胱　　水　味：補苦，瀉鹹；氣：寒補，熱瀉。

## 五臭湊五臟例

開腠理，致津液，通其氣也。

臊入肝，腥入肺，香入脾，焦入心，腐入腎。

## 諸經瀉火之藥

黃連瀉心火，梔子、黃芩瀉肺火，白芍藥瀉肝火，

柴胡、黃連瀉肝膽火，知母瀉腎火，木通瀉小腸火，

黃芩瀉大腸火，柴胡、黃芩瀉三焦火，黃柏瀉膀胱火。

## 引經報使

太陽：手小腸、足膀胱經，上部用羌活，下部用黃柏。

少陰：手心經用黃連，足腎經用知母。

少陽：手三焦經、足膽經，上部用柴胡，下部用青皮。

厥陰：手胞絡用柴胡，足肝經用青皮。

陽明：手大腸經、足胃經，上部用升麻、白芷，下部用石膏。

太陰：手肺經用桔梗，足脾經用白芷。

---

1　藥性升降浮沉補瀉之法：此節及下三節原系卷上目錄後之附錄，今去“附”字，將此四節移於卷前。

# 草部第一[1] 計一百九十四味

## 當歸

味甘、辛，無毒。可升可降，陽中微陰。惡藺茹，畏菖蒲、海藻、牡蒙。入手少陰心經，以心主血也。入足太陰脾經，以脾裹血也。入足厥陰肝經，以肝藏血也。頭，引血而上行；身，養血而中守；梢，破血而下流；全，活血而不走。

補血補虛勞，治血症通用。大補不足，決取立效之劑。氣血昏亂，服之而定，大和血脉。與川芎同用，能治血虛頭痛。《本草》云：主治咳逆上氣，溫瘧寒熱洗洗(音癖[2])在皮膚中，及女子諸虛不足，漏下絕子，諸惡瘡瘍，金瘡，跌撲。溫中止痛，除客血內塞，中風痓、汗不出，濕痹，中惡，客氣虛冷。補五臟，生肌肉。血刺腹痛，潤燥，療齒眼痛不可忍。治頭風痛，止汗，明目，養心定悸，胎前產後，惡血上衝，臍腹急痛，癥瘕胎動。是皆盡當歸之用矣。如治大便燥結，產後諸症，俱用身、梢。此劑能使氣血各有所歸，因名曰當歸。

凡用肥大潤澤者佳。

制法：酒浸。冬浸一宿，春、秋浸半日，夏酒洗；切，焙乾用。

## 防風

味甘、辛，氣溫，無毒。浮、升，陽也。殺附子毒，惡乾薑、藜蘆、白斂、芫花。行足太陰脾經、足陽明胃經藥、足太陽膀胱本經藥。

主治肺氣，能瀉肺餘。以體用通療諸風，祛諸惡風，仍躅腦痛，明目，止汗，療崩。頭眩、頭痛及風邪，目盲無所見；風行周身，骨節疼痹，煩滿脅痛；頭面來去遊風，四肢攣急，字乳金瘡，內痓瘡瘍，赤眼流淚。去經絡中留熱，治一身盡痛。聽君將命令而行，隨所使而至。得澤瀉、藁本，療風；得當歸、芍藥、陽起石、禹餘糧，療婦人子臟風。乃風藥中之潤劑。多服令人表虛。

凡使去蘆，堅實者佳。

---

1 第一：原無。據目錄補。以下各部同，不另出注。

2 洗洗音癖：原作"癖"。據《證類本草》卷八"當歸"條引《本經》補改。

### 升麻

味苦、平，氣微寒，無毒。浮而升，陽也。入手陽明大腸經、足陽明胃經、足太陰脾經行經藥。

主引葱白，散手陽明大腸經之風邪。引石膏，止足陽明胃經之齒痛。引諸藥遊行四經，升陽氣于至陰之下。消風熱腫毒，發散瘡痍。鬼臉，一云升麻，能教百毒消，痘疹[1]斑瘡寧可較？解一切毒，除熱，去風，傷寒時氣之要藥。治脾胃，解肌肉間熱。除手足陽明傷風，引經之要藥，及發散本經風邪。若元氣不足者，用此於中，升陽氣上行，不可缺也。《本草》云：治肺痿咳唾膿血。若與柴胡同用，以苦平之薄味，能升胃中之清氣，上騰而復其本位。又能引黃耆、甘草甘溫之氣味上升，能補衛氣之散解而實其表，且能緩帶脉之急縮。謂脉之遲實而不能起者，非脉數而能緩也。辟瘟疫時氣，熱病瘴氣，殺精鬼，除蠱毒，入口皆吐。中惡腹痛，頭痛，喉痛，口瘡。

凡用，細削去皮。青綠色者佳。如黑皮并腐爛者不用。其虛勞陽勝而咳血疾，并服之。急縮者戒之。

### 羌活

爲君。味苦、平、甘，氣微溫而升，陽也。無毒。入手太陽小腸經，足太陽膀胱經表里引經藥。

主散肌表八風之邪，除周身百節之痛，排巨陽肉腐之疽，除新舊風濕之症。明目驅風，除筋攣腫痛，頭痛筋抽，風氣撓痛。治賊風失音不語，氣癢[2]血癩，手足不遂，口眼歪邪[3]，遍身癩痺。利關節，大無不通，小無不利，乃撥亂反正之主也。

凡用，紫色節密者佳，黑皮及腐者不用。

### 獨活

味辛、甘、平，氣微溫。沉而升，陰中陽也。無毒。入手少陰心經，足少陰腎經引經藥。

治諸風掉眩，頸項難伸，風寒濕痺，兩足不仁。療諸風骨節疼痛，不論新

---

1　疹：原作"瘋"。同"疹"，據改。
2　氣癢：《證類本草》卷六"獨活"條作"多癢"。
3　邪：通"斜"。

久；手足拘攣，肌皮苦癢，兩足寒濕，腫不能動。頭眩目暈，風毒齒痛，金瘡癇痙。與細辛同用，治少陰頭痛，又能燥濕。

凡用，黃色成塊者佳。

### 柴胡

爲君。味苦，微寒。氣平，升也。陰中之陽也。無毒。入手少陽三焦、足少陽膽經，手厥陰包絡[1]、足厥陰肝經引經藥。

主治左右兩傍脅下痛，日晡潮熱往來生。在臟調經內主血，在肌主氣上行經。療肌，解渴，去熱勞傷。治傷寒爲最要之聖藥，去往來寒熱，用尖梢功力最效。又下氣消痰止嗽，去腸胃心腹中結氣，推陳致新，除傷寒心下煩熱、痰食。又治少陽頭痛，明目益精。引少陽胃氣上升，消胃脅氣滿，飲食集聚，五臟間遊氣，大腸停積。瀉肝火，祛邪瘧。在臟主血，在經主氣，婦人胎前產後必用之藥，加四物內調理。

凡用，銀州者佳。

### 葛根

味甘、平，性寒，可升可降，陽中之陰也。無毒。殺巴豆百藥毒。

主發傷寒之表邪，止胃虛之消渴，解中酒之積毒，治往來之溫瘧。止汗解醒，發散傷寒，消熱毒。治咽乾，身發大熱。止嘔吐，除諸痹，解諸毒。療傷寒中風頭痛，解肌發表、出汗，開腠理，發痘疹，療金瘡。生根搗汁，大寒。療消渴傷寒壯熱，治天行時病，煩渴熱毒，吐血。

花：能消酒。

葉：主金瘡止血。

粉：主壓[2]丹石，解鴆毒，去煩熱，利大小便，止渴。小兒熱痞，以葛根浸，搗汁，飲之愈。

### 前胡

味苦，微甘。氣微寒，無毒。半夏爲使，惡皁莢，畏藜蘆。

---

1　包絡：原無。本書言心包絡均省去"心"字，不再另注。
2　壓：原誤作"厭"。據《證類本草》卷八"葛粉"條改。

主除内外之痰食，下氣消痰，推陳致新，安胎，止嗽。又治痰滿胸膈，中痞，心腹結氣，風熱頭痛。去食，及治傷寒時氣，内外俱熱。又能定喘，明目益精，小兒一切疳氣。

凡使，去毛，水洗淨用。勿誤用野蒿，根形類前胡，但味酸，粗硬，服之令人反胃，吐不受食。

### 甘菊花

味甘、平，氣微寒，無毒。可升可降，陰中之陽也。桑白皮爲使。

主散八風上注之頭眩，止兩目欲脱之淚出。散食消風，頭眩攪痛。又治胸中煩熱，能明目聰耳，補陰，安腸胃，養血，榮目，袪除遍身諸風，并四肢遊風，腰痛，目上翳膜。活皮膚死肌，利血氣，調四肢。久服延年。

凡使，用園圃籬砌栽蓄，黄白色小花，味甘者佳。若山野味苦者，勿用，誤用傷人胃氣，不堪入藥。

### 細辛

味辛，性溫，無毒。一云有小毒。升也，陽也。獨活、曾青、棗根爲使，惡狼毒、山茱萸、黄耆，畏硝石、滑石、藜蘆。爲足少陰腎經引經藥。

主治少陰合病之頭痛，散三陽數變之風邪。去頭風、止嗽，而醫齒鼻。溫中下氣，仍主腦、腰疼，拘攣風痹，明目。破婦人瘻，女人血閉。治諸頂頭痛，諸風通用。溫少陰經，去内寒，故東垣治邪在里之表。又治咳逆頭痛，百節拘攣，破痰，利水道。治少陰腎經苦頭痛在額。開胸中滯，益肝膽，通九竅，止眼風淚下，除齒痛、喉痹、齆[1]鼻，頭面風痛不可缺。散水寒内冷，瘋癇癲疾，下乳結，汗不出、血不行。安五臟，通精氣。

若單服末，不得過五分，多則氣閉塞不通而死。

### 白芷

味辛，氣溫。升也，陽也。無毒。入手陽明大腸經、足陽明胃經本經藥。入手太陰肺引經藥。惡旋覆花，當歸爲使。

---

1 齆：wèng，鼻塞。《龍龕手鑒•鼻部》：“齆，鼻塞病也”。

主祛頭面皮膚之風，除皮膚燥癢之痹。止手陽明頭痛之邪。止崩漏，治癰疽腫諸毒，療赤白下痢。能排膿瘡，邊除風熱與痰。眉棱骨痛，類似頭風，同酒芩爲末，效。療血閉陰腫，寒熱頭風，目淚，長肌膚[1]，去面黚，可作面脂。肺經風熱，頭眩目癢。與細辛、辛夷[2]，同醫鼻病。專治蛇咬，研末擦傷處，或搗汁浸咬處。

### 芎藭

味辛，氣溫。升也，陽也。無毒。入手厥陰包絡、足厥陰肝經、手少陽三焦、足少陽膽經本經藥。白芷爲使。撫芎定周身經絡之痛，總解諸鬱，俗名川芎。

主上行頭角，助清陽之氣而止痛；下行血海，養新生之血以調經。驅風濕，補血，止頭痛，治筋攣，定經絡，瘡家止痛之要藥。傷寒、內寒，手、足厥陰頭痛在腦，及手、足太陽頭痛必用之藥。如不愈，各加引經藥。主中風入腦，目疾流淚，緩急金瘡，多涕唾，忽忽如醉，面上游風，一切風氣，寒痹拘攣，中惡卒急痛，腫脅風痛，破癥宿血，經閉無子，心腹堅痛，胸膈脅疼。溫中散寒，開鬱行氣，諸瘡排膿，血虛及頭痛。若單服、久服，則走泄真氣，多致暴亡，戒之。吐血、衄血者忌用，以其能行而不止也。得細辛，療金瘡止痛；得牡蠣，療頭風吐逆。

凡使，形塊重實，其中色白如雲者佳。其苗名蘼[3]蕪，久服通神。

### 藁本

味苦、辛，性微溫。升也，陰中之陽。無毒。畏青葙子。入手太陽小腸、足太陽膀胱本經藥。出岩州者佳。

主治大寒氣客于巨陽之經，苦頭痛，流於巔頂之上。祛風入四肢，婦人陰腫疼痛。治寒邪鬱結頭腦，齒疼、頭面風，遍身皮膚風濕，腹中急，并寒疝瘕，療羺曳，金瘡。可作沐藥、面脂，長肌膚，悅顏色。引諸藥上行至巔頂。俗名上芎。

### 麻黃

味甘，性溫。升也，陰中之陽。無毒。惡辛夷、石韋，厚朴爲使。入手太陽小腸經。

---

1　肌膚：原作"膚肌"，據《證類本草》卷八"白芷"條乙轉。

2　夷：原作"羨"，據《證類本草》卷十二"辛夷"條改。下同此誤徑改。

3　蘼：原誤作"蘪"，據《證類本草》卷七"蘼蕪"條改。

主治：其形中空，散寒邪而發表；其節中閉，止盜汗而固虛。表汗而止咳嗽，發散攻頭痛。發汗用莖，止汗用根節。丹溪云：泄衛中濕，去榮中寒，發手太陽小腸、足太陽膀胱、手少陰心、足少陰腎經之汗。治中風傷寒頭痛，溫瘧、皮膚寒濕，及風通九竅，開毛孔，止嗽逆上氣，除邪氣，破堅積，消赤黑斑毒，身上毒風，癮痹不仁。多服令人表虛。治傷寒雖有發汗之功，冬月可用。交春分後止，可用九味羌活湯，最穩。春夏用之，恐其汗傾身而來，勢不能止，多致不救。

### 桔梗

味苦、辛，性微溫。升也。陰中陽也。有小毒。又一種名曰苦梗，性同。畏白及、龍眼、龍膽草。節皮爲使。

主治咽喉痛，兼除鼻塞，療隔氣，專治肺癰，爲諸藥之舟楫。又爲肺部之引經。下氣利胸膈，止嗽、寬胸，能開提其氣，血氣藥中宜用之。且載諸藥，不能下沉，故云舟楫。又治胸脅痛如刀刺，腹滿脹、幽幽鳴，定驚悸，利五臟腸胃。除肺熱氣促嗽逆，消痰涎，破積塊，清頭目，補內漏，排膿[1]下痢，破血；中惡，及小兒驚癇客忤，祛寒熱風痹，溫中消穀，下蠱毒。得牡蠣、遠志，療恚怒；得硝石、石膏，療傷寒。

制法：米泔浸一宿，切片，焙乾用。

### 半夏

味辛、平，生微寒，熟溫。降也，陽也。有毒。惡皂角，畏雄黃、生薑、乾薑、秦皮、龜甲，反烏頭，射干爲使。

主除濕，化痰涎，大和脾胃。治風痰，痰厥頭痛，去痰健脾，止嘔。熟則令人下，生則令人吐。用須合生薑制。頭因痰厥苦甚，屬手太陰肺經頭痛，非此不能除。治喘、心痛，寒痰、濕痰。療傷寒寒熱，心下堅痞，急痛下氣，咽喉腫痛，咳逆、腸鳴，消胸膈痰熱結滿上氣，時氣，癰腫，墮胎，理痿黃，悅澤面目，諸血症禁用。

凡嗽，春是初生之氣，夏是火炎上，最重；秋是濕熱傷肺，冬是風寒外觸。

---

1 膿：原作"濃"。據《證類本草》卷十"桔梗"條引《日華子》改。

用藥發散之後，必以半夏等藥，逐去其痰，庶不再來。油炒半夏，大治濕痰。妊婦忌之。如用，必須薑汁炒過。若患口燥咽乾及乾咳嗽者，俱不宜用。汗家勿用，以其用薑故也。丹溪云：半夏屬金與土，仲景用之于小柴胡湯，取其補手、足陽明大腸、胃經也，豈非燥脾土之功？今人惟知去痰，不言益脾，蓋能分水故也。傷寒渴者去之，恐燥津液耳。夏至生，故名半夏。

制法：凡用以生薑汁浸透，曬乾。入煎藥須加生薑。

又法：用滾水調石灰浸透，再用明礬、朴硝煎水，浸透、曬乾，可以嚼食。

## 南星

味苦、辛。可升可降，陰中之陽也。有毒。畏附子、生薑、乾薑。

主墜中風不省之痰毒，療破傷如屍之身強。去驚風痰吐之憂，專能下氣，風痰腦痛。止怔忡，消血墮胎，消癰腫。欲其下行，以黃柏引之。與白附子同用，治風痰，療麻痹，破堅積，利胸膈，散金瘡撲損瘀血，蟲咬，疥癬，惡瘡。且治日久之稠痰而定喘。嗽痰多者，非此不能除。

凡使，泡之易裂者真。見用必須薑制。

制法：臘月將南星切碎，內牛膽中裝之，陰乾聽用。牛膽制過南星，收十年已上者，勝於牛黃。

## 人參

味甘，氣溫。浮而升，陽也。無毒。反藜蘆、惡鹵鹹。茯苓爲使。若服人參壹兩，入蘆壹錢，其參爲虛費矣，戒之。同細辛收，經年不壞。

主治：止渴，生津液，和中，益元氣。肺冷則可服，肺熱還傷肺。潤肺寧心，開脾助胃，補五臟之陽，安神定魂魄，止驚悸，除邪氣，明目，開心益智。療腸胃中冷，心腹鼓痛，胸脅逆滿，霍亂吐逆，通血脉，定虛喘，補陽氣不足，氣短促。補上焦元氣，則用升麻引之；補下焦元氣，茯苓爲使。血虛宜補氣而血自生，所謂陽旺則陰血自生。入手太陰肺經，而能補足陽明胃經之陰火。如用人參，必與陳皮同服，以利其氣。味甘溫而瀉火，補中益氣，上喘氣短，損其元氣，以此補之。蒼黑人服之，恐反助火邪而爍真陰，可用黃耆、白术代之；若肥白人服之，妙。如服參多而氣悶作喘者，急煎枳殼以解之。其肺熱喘嗽，勞嗽吐血，俱禁用。生上黨及遼東者良。如人形有神。去蘆和細辛收，經年不壞。

凡使，要大塊肥澤者佳。得五味子、麥門冬，能瀉火益肺。

參蘆：大瀉太陰之陽。如人暴怒，則肝主怒，肺主氣，怒則氣逆，肝木乘火侮肺，致成痰鬱，故咳逆等症，可用參蘆吐之。

余在都中，每見醫以人參浪用，不審可否，惟概補之，往往斃傷不可勝計，同志者慎之。

制法：細切，用層紙包，童便微浸，蒸，曬乾用。

### 天門冬

味苦、平，性大寒。升也。無毒。貝母、地黃爲使。畏曾青，忌鯉魚。入手太陰肺經、足少陰腎經藥。

主保肺氣不被熱擾，定喘促，陡得安寧。止嗽，補血，冷而潤肝心，鎮心，止吐血衄血。性冷而能補大虛，悅顏色，除寒，通腎氣。治肺痿生癰吐膿，止消渴，利小便。主諸暴風濕偏痹，強骨髓，殺三蟲，去伏屍，養肌膚，益氣力，療五勞七傷。久服輕身延年。《衍義》云：治肺熱之功居多，其味苦泄而不收，寒多之人禁服。

制法：去心，焙乾用。

### 麥門冬

爲君。味甘、平，性寒。降也，陽中之陰。無毒。畏苦參，惡款冬花、地黃，車前爲使。入手太陰肺經藥。

主退肺中隱伏之火，生肺中不足之金，止燥渴。陰得其養，彼虛勞之熱不能侵。又清心、解煩熱而除肺熱，開結氣，益心腸勞熱，可除煩，可保安神，強陰益精，而補肺中元氣，及治血妄行，安五臟羸瘦，短氣身重，目黃，心下支滿，消穀調中，止久嗽肺痿吐膿血。能令人肥健有子。若與地黃、麻仁、阿膠同用，潤經益血，復通心脉。

制法：去心用仁，乳拌蒸尤效。連心用，令人煩悶。

### 甘草

味平，無毒。白术、乾漆、苦參爲使。忌豬肉、菘菜。惡遠志。反大戟、芫花、甘遂、海藻。

其性生則寒，炙則溫。生則分身、梢，瀉火；炙則健脾胃和中，解百毒有效，協諸藥無爭。以其甘能緩急，故有國老之稱也。大緩諸火，下焦藥少用，恐太緩不能速達。此藥爲衆藥之王，安和草石，厚德載物之君子也。治五臟六腑寒熱邪氣，溫中，下氣，消煩。氣短，咽痛，咳嗽，通經脉，利血氣，療癰疽，堅筋骨，能緩寒熱。炙補三焦元氣，養血補血。腹中急縮，宜多用之。心火乘脾，以炙甘草瀉其火，而補脾胃中元氣。陰莖痛是足厥陰肝經氣滯兼熱，用甘草梢以緩其氣，同黃柏用之效。梢，又能除胸中熱。節，能消腫導毒。有嘔吐禁用，以其甘緩，反作嘔也。

制法：凡用去皮，或酥炙、蜜炙用。

## 熟地黃

味苦、甘，性溫。沉也。陰中之陽也。無毒。入手少陰心經，足少陰腎經，手厥陰包絡，足厥陰肝經。

一名芑，一名芐。以水浸沉者佳。惡貝母。畏蕪荑。

主活血氣，封填骨髓，滋腎水，補益真陰。傷寒後脛股最痛，新産後臍腹難禁，補血，且療虛損，止崩漏。治勞怯，安魂，補內傷，保心神，能除驚悸，補血衰，長肌肉。又且益精，男子五勞七傷，女子傷中，胞漏下血，破惡血溺血，跌折絕筋，傷中逐血。作湯除寒熱積聚，利大小腸及諸血妄行，退勞熱，老人中虛燥熱；黑鬚髮，通血脉，益氣力，利耳目。生者尤良。若中滿痰盛者禁用。肥人不宜多服，以其泥膈滯痰故也。如必用，以薑汁拌炒之。花，卽地髓花，可單服延年。得麥門冬、清酒良。熟補腎，生涼血。

制法：凡使不犯鐵器，用木甑、沙鍋酒蒸。犯鐵令人消腎，男損血，女損氣。忌食蘿蔔，令人髮易白。

## 生地黃

味甘、苦，性大寒。沉而降，陰也。無毒。入手太陽小腸經、手少陰心經。

主涼心火之血熱，瀉脾土之濕熱，止鼻中之衄熱，除五心之煩熱。宣血，更醫眼瘡。又能行血，兼止吐、衄、便紅、咳血。又治折傷，產後血上攻心，悶絕傷身，及女人經水閉絕，崩中血不止，胎動下血，胎不落墮。折傷，瘀血、留血、衄、吐，皆可搗汁而用之。治虛癆骨熱，潤燥。經水不止，能使歸經。熱牙腫痛，補腎水，真陰不足感寒。治少陰心熱在內，有補陰降火之功。病人熱多身虛者勿用。

制法：凡使忌鐵器，酒洗用。

### 白术

味甘，氣溫。可升可降，陽也。無毒。防風、地榆爲使。忌食桃、李、雀、蛤。入手太陽小腸經、手少陰心經、足陽明胃經、足太陰脾經藥。

主利水道，有除濕之功；強脾胃，有進食之效。佐黃芩，有安胎之能；君枳實，有消痞之妙。消痰、溫胃而止吐瀉，益脾止嘔而動氣不宜。療風寒濕痹。補虛勞，消腫，除胃中熱，利腰臍間血。祛大風在身而死肌痙疽，風眩頭痛，目淚出，逐皮間風水結腫，除心下急滿，及霍亂吐瀉不止。生津液，暖胃，消穀嗜食，治脾胃虛弱，不思飲食，消宿滯，除寒熱，止下瀉，水腫脹滿，水瀉嘔逆，腹中冷痛，利小便，安胎，止汗，消痞，補中。傷寒動氣，及心腹因氣疼甚，并諸風疼痛者禁用。

制法：去蘆，米泔浸洗，切片，向東陳壁土拌炒，去土用。

### 蒼术

味苦、甘，辛烈，氣溫。浮而升，陽也。無毒。入足陽明胃經、足太陰脾經藥。

主補中除濕，力不及白术；寬中發汗，功過于白术。治目盲，燥脾勝濕，平胃氣，驅嵐瘴，傷寒痹、濕、瘧，俱可發散。《衍義》云：氣味辛烈，發汗尤速，雄壯上行之氣，能除濕氣，下安太陰，故感寒用之，使邪氣不傳脾經，且能發汗，治濕痰、身多軟重。許學士用之，以治痰飲成窠，行痰極效。療痰挾瘀血成窠囊，與撫芎同用，總解諸鬱。凡鬱在中焦，以撫芎開提其氣而升之，食在氣上，氣升則食降。與茯苓、白术及補血藥治產後症，使水自降。療右邊頭痛，屬熱屬痰，及治太陰頭痛。消穀進食，辟瘟疫，風在身面。除惡氣，消疹癖，心腹脹痛，止嘔吐。鹽水炒，佐黃柏力健，行下焦，除腰足濕熱。

制法：先用滾水洗去沙土，然後用滾米泔浸三日，三換洗，去粗皮，切片，曬乾，炒用。

## 黃耆[1]

味甘，氣溫。可升可降，陰中陽[2]也。無毒。入手少陽三焦經、手太陰肺經、足太陰脾經。畏防風。得防風其力愈大者，蓋相畏而相使也。酒炒過用。惡皂莢[3]、白蘚皮。

主溫分肉而實腠理，益元氣而補三焦。內托陰症之瘡瘍，外固表虛之盜汗。止痛排膿，主癰疽之久敗；補虛療弱，止虛渴以強筋。實皮毛，閉腠理，而不令自汗。治耳聾，祛風癩，五痔、鼠瘻，小兒百病，婦人子臟風邪，逐五臟中間惡血，補丈夫虛損勞傷羸瘦，腹痛洩痢，利陰氣，療筋攣。治虛勞自汗，補血，及脾胃虛弱。定虛喘短氣，退虛熱，瀉陰火，補肺氣，利腸風，止血崩帶下，月候能勻，胎前產後，一切病症。補腎、三焦、命門元氣。凡脾胃一虛，肺氣先絕，用此以益皮毛。其勞熱甚者，加而用之。氣虛頭痛，與人參爲主治之。蒼黑人及氣盛者少服，嗽者減用，以其補氣故也。

凡使，用微黃色皮、中白綿軟者佳。一云動三焦之火，治瘡瘍生用，補虛蜜炙用。外行表，中補脾胃，下治傷寒及脉不至，乃三焦之藥也。勞力甚者，加而用之。

## 白芍藥

味苦、酸、平，氣微寒。升而微降，陽中陰也。有小毒。雷丸爲使。惡石斛、硝石、鱉甲、小薊。反藜蘆。入手太陰肺經、足太陰脾經。有赤白二種，白補而赤瀉，白收而赤散，俱爲臣，得甘草爲佐。

主扶陽氣，大除腹痛，收陰氣，陡健脾經。墮其胎，能逐其血；損其肝，能緩其中。補虛而生新血，退熱尤良。亦可安胎止痛。惟治血虛腹痛，其餘腹痛不治，以其酸寒收斂而無溫散之功故也。產後禁用，蓋爲伐生發之氣。諸火不宜，恐酸寒斂火，而不能降解。與白术同用，則能補脾；與川芎同用，則能補肝；與人參、白术同用，則補氣。治腹中痛，下痢須炒，後重者不炒。一云血虛寒人禁用。古人有"減芍藥以避中寒"，誠不可忽。

---

1　耆：原誤作"蓍"，據《證類本草》卷七"黃耆"條改。
2　陰中陽：陰、陽二字分別俗寫作"阥""阦"。《篇海類編·地理類·阜部》："阥，俗陰字"，"阦，俗陽字"。據本書校點體例正，下同不注。
3　莢：原誤作"甲"。據《證類本草》卷十四"皂莢"條改。

制法：酒浸引經。

### 赤芍藥

氣味、畏惡反使俱同前。

主破血而療腹痛，煩熱亦解，通經，除熱，明目，下氣，利小便、膀胱、大小腸，能袪水氣，療邪氣腹痛，逐賊血，消癰腫。

### 石菖蒲

味辛，氣溫、平。無毒。秦艽爲使，惡麻黃，忌飴糖、羊肉。勿犯鐵器。生石澗，一寸九節者良。其露根泥菖、夏菖俱勿用。又有形似竹根鞭，色黑、氣穢、味腥者，俱不入藥。

主開心氣，療冷氣，更治耳聾，明目。療風寒咳逆上氣，補五臟，通九竅，出聲音，耳鳴痛，兼治頭風，殺諸蟲，辟鬼氣，癰瘡疥瘙。止小便，利四肢濕痹，不得屈伸。溫腸胃，下氣，除煩悶，療心腹痛，胎動下血。身積熱不解，可作湯浴。久服聰耳目，不忘事，不迷惑，益心志。

### 遠志

爲君。味苦，氣溫。沉而降，陽也。無毒。畏蜘蛛、藜蘆、蠐螬。殺天雄、附子毒。得茯苓、葵子、龍骨良。苗名小草，似麻黃，無節。

主有寧心定志之妙，止夢中遺精，療咳逆傷中，補不足，強陰益精，令人智慧，定驚悸，聰耳明目，不忘。除邪氣，利九竅。強志倍力，利丈夫，安心神，補虛損，壯陽道。去心下膈氣，脾胃中熱，面目黃。

制法：去心，用甘草、黑豆湯浸、煮，炒乾用。

### 五味子

味酸，性溫。可升可降，陰也。無毒。肉蓯蓉爲使，惡萎蕤，勝烏豆。其味酸、甘、鹹、苦、辛。全，故名也。入手太陰肺經、足少陰腎經藥。

主滋腎經不足之水，收肺氣耗散之金。除煩熱，生津止渴；補虛勞，益氣強陰。北五味補虛、下氣，止嗽生津，止渴潤肺。治勞嗽，消酒毒，強筋益精，有補腎之功。食之多，生虛熱，蓋爲收補之驟也。又收肺氣，治火熱咳嗽必用之藥。止於拾粒，恐驟閉其邪，宜先以桑白皮、杏仁兼用之可也。若黃昏嗽多者，火氣浮於肺，不宜用涼藥，同五倍子用，斂而降之。又以酸寒體浮，收目中瞳人散，療勞傷羸瘦，生陰中肌肉，養五臟，生脉補元。在上滋肺，在下補腎。腎氣耗散，用以收之。南五味，治風邪在肺。

### 知母

味苦，氣寒。沉而降，陰也。無毒。入足陽明胃經、手太陰肺經、足少陰腎本經藥。

主瀉無根之腎火，療有汗之骨蒸；止虛勞之陽勝，滋化源之陰生。治咳嗽而潤心肺，消熱渴以理傷寒。治熱中，下水，補不足，益氣，勞熱、傳尸注病，產後蓐勞，久瘧煩熱。滋腎水，化熱斑，除邪氣，肢體浮腫，膈中惡，及風汗內疸，安心定悸。虛人口乾，加而用之。與貝母同治久嗽、勞嗽、食積，化痰。與地骨皮同用，能降肺火。

制法：去毛，上行用酒炒，下行用鹽水炒。勿犯鐵器。

### 貝母

味辛，氣平、微寒。無毒。厚朴、白薇爲使。惡桃花，畏秦艽、礬石、莽草，反烏頭。

治人面瘡，燒灰油調，傅之效。《詩》言采其虻，即貝母也。大療鬱結。

主清痰、止嗽而利心膽，理傷寒，大除煩熱。療金瘡、乳癰、喉痹、疝瘕、淋瀝，消心腹結實脹滿，消痰潤肺，解熱毒、惡瘡，能斂口生肌。散胸中鬱結之氣，及久思積慮，心中不快、多愁者甚效。凡文人詩客，吟作不就，心思太甚，胸膈鬱鬱生痰者最妙。去勞怯熱，極消瘻瘤。惡風寒，目眩項直，安五臟，利骨髓。又治久嗽、勞嗽。與石膏同用，治胃火；與瓜蔞仁同用，治上半日嗽；與陳皮、黃芩同用，治口燥咽乾，痰成塊核。

凡使，須倍於別藥。去心用。龍潭白潤、大個者佳。

### 黃芩

味苦、平，氣寒。可升可降。無毒。山茱萸、龍骨爲使。惡蔥實，畏丹砂、牡丹、藜蘆。入手太陰肺經、手陽明大腸經。圓實者爲子芩，力最勝。破者名宿芩。腹中腐者，名枯芩。俱入肺經藥。

其性中空而飄者，瀉肺火，消痰利氣，除風濕、留熱於肌表。細實而堅者，瀉大腸火，養陰退陽，滋化源，退熱於膀胱。退諸熱，而治五淋崩因熱者。療熱盛黃癉，止痢。若血崩虛寒者，不可用。安胎及胎因火動逆逼，上下衝心作喘者，急用以消之，須沉實者爲最。降三焦火下行，及治痰熱，須用中空枯芩，以其能救肺中之火，故感寒方內治太陰肺熱在胸。若去上焦濕熱，必須以此瀉其肺火。肺有濕亦宜用之，肺虛不宜多用，多則損肺，又當用天、麥門冬、知母之類。又療腸澼[1]、熱洩痢，逐水，下血閉，惡瘡發背、乳癰疔瘡、疽蝕火瘡，目赤腫。解肌肉中風熱，泄肺受火邪，消膈上痰熱，袪胃中濕熱，小腹絞痛，利小腸。主天行熱疾，下痢膿血，腹痛後重。得厚朴、黃連止腹痛；得五味子、牡蠣，令人有子；得黃耆、白斂、赤小豆，治鼠瘻。

制法：酒浸上行，酒炒入肺經，不炒入大腸經。

## 黃連

味苦，氣寒。沉也，陽也。無毒。黃芩、龍骨爲使。惡菊花、芫花、玄參，畏款冬花。勝烏頭。解巴豆毒。忌豬肉、冷水。入手少陰心經。

主瀉心火，消心下痞滿之狀；療腸澼，除腸中混雜之紅。治目疾暴發痛淚，治瘡瘍首尾皆同。厚腸胃而止瀉痢，除心熱兼療口瘡，五勞七傷，心腹疼痛，定驚悸，療煩燥[2]，止消渴，除水氣。天行熱病，中暑，五臟冷熱，久下洩痢膿血，陰中腫痛，利骨，調胃益膽。與黃芩同用，療肝膽之火，又治熱積。薑汁炒，辛散衝熱有功，且治肝火，消舌上瘡，療小兒食傷，腹痛疳病。若以酒拌、曬乾，能治心煩。爲末，老酒調服，治口瘡良。

制法：上行酒炒。衝熱、散火，薑汁炒。瘡瘍，生用。

## 胡黃連

味苦，氣平。沉也，陰也。無毒。生胡國，似乾楊柳，心黑外黃，折之有煙塵飛出者真。惡菊花、玄參。忌豬肉，令人漏精。

---

1　澼：原誤作"癖"。據《證類本草》卷八"黃芩"條改。本書腸澼之"澼"字多有誤作"癖"，此後徑改。

2　燥：通"躁"。

主療男婦骨蒸勞熱，劫小兒食積、疳熱，及果食傷積。療久痢成疳，傷寒咳嗽，溫瘧。補肝膽，明目，理腰腎，去陰汗，小兒諸疳，驚癇寒熱，下痢霍亂，婦人胎蒸、虛驚。

## 大黄

味苦，氣大寒。屬水并火，沉而降，陰也。無毒。黃芩爲使。入手陽明大腸經、足陽明胃經、手太陽小腸經、足太陽膀胱經。酒浸引之上至巔頂，入大腸經；酒洗入胃經，餘經用往下行者，不用酒浸洗。桔梗載之，可浮胸中。無所畏惡。

其性沉而不浮，其用走而不守。奪土鬱而無壅滯，定禍亂而致太平，故名之曰將軍。能通秘結，導瘀血，通腸滌熱，宣氣消癥；除結熱，滌腸胃，蕩燥屎，推陳致新最快。治宿食、留飲、積聚，破癥瘕。療傷寒極熱，便結、心腹脹滿，通血閉及諸老血。治小腸痛，利水穀道，瀉諸實熱，除濕熱，安和五臟。治一切瘡毒，癰腫便毒，魚口疔疽。丹溪云：苦寒而善泄。仲景用之，以療心氣不足而吐衄者，名瀉心湯。正謂少陰經不足，本經之陽亢甚[1]，無輔[2]著，以致陰血妄行飛越。用此以瀉去亢甚之火[3]，使之平和，則血歸經而自安。夫心之陰氣不足，非一日矣。肺與肝俱受火而病作，故芩救肺，連救肝。肺者陰之主，肝者心之母，血之含也。肝肺之火既退，宜其陰血復舊。《衍義》不明説，而曰邪熱因不足而客之，何以明仲景之意，以開後人之蒙瞶也？且治頭暈不可當，又治舟船之上，而頭暈旋轉、噁心者，用酒炒爲末，茶清調下。壯實之人有痰，或頭重，并睡醒頭重，一時不能轉動，須用酒炒三次，爲末服之，立效。

凡使，錦紋者佳。得芍藥、茯苓、細辛、牡蠣，療驚悸、恚怒；得消石、紫石英、桃仁，療女人血閉。

制法：大便燥結者，候煎眾藥半熟，方下大黄，再煎二滾，滙[4]出服。勿令

---

1　甚：原誤作“其”。據《本草衍義補遺》“大黃”條改。

2　輔：原誤作“補”。據《本草衍義補遺》“大黃”條改。

3　火：原誤作“人”。據《本草衍義補遺》“大黃”條改。

4　滙：原意爲泉水涌出貌。《玉篇·水部》：“滙，泉水出皃。”但據上下文義及南方方言，此處“滙”，引申爲“汃”義，有過濾渣滓之義。

煎熟。瘡毒在下焦，俱生用。其餘制，具於前。又制熟大黃，用醇酒[1]九蒸九曬，備下聽用。

### 連翹

味苦、平，性寒。升也，陰也。無毒。入手少陰心經、手少陽三焦經、手陽明大腸經、足少陽膽經、足陽明胃經藥。有大、小二種，根名連軺。

主瀉諸經之客熱，散諸腫之瘡瘍。排膿而消腫，除心熱而破瘰瘤。堪行月水，利小便。專治寒熱癭疽、發背、鼠瘻、瘰癧、惡瘡，不可缺也。瀉心火，降脾胃濕熱，及心驚客熱。療蠱毒有神功。通利五淋，去白蟲，能散諸積聚氣血。凡治血症，以防風爲上使，連翹爲中使，地榆爲下使，不可不知。《衍義》云：治痢有微血，不可執。以連翹爲苦燥劑，虛者多致危困，實者宜用。

### 龍膽草

味苦、澀[2]，性寒。沉也，陰也。無毒。貫衆爲使。惡防葵、地黃。

主退肝經之邪熱，除下焦之濕腫。益肝膽，定驚，掃疳蟲，明眼目。治黃疸、赤眸腫痛、睛脹，翳膜、瘀肉高起，痛不可忍，以柴胡爲君。治眼疾必用之藥。療骨間寒熱，驚癇邪氣，續絕傷，殺蠱毒，除胸中伏熱，時氣溫熱，熱[3]泄下痢，去腸中小蟲，又治小兒客忤、疳氣。久服益智不忘。此藥勿空心服，餌之令人溺不禁。

制法：凡用去蘆，并出土頭，用甘草湯浸一宿。若上行，用醇酒浸。

### 天花粉

味甘，氣寒。沉也，陰也。無毒。即栝蔞根也。又曰瓜蔞根。入手太陰肺經藥。

主治消渴身熱，煩滿大熱，除腸胃中痼熱，八疸身面黃，唇乾口燥，胸痹。

---

1　醇酒："醇"字於此，義當與"醅"同，即未過濾的酒。《廣韻‧灰韻》："醅，酒未漉也。"《本草綱目‧雞》："醴者，一宿初來之酒醅也。"本草中的"醇""醅""浮"常混用，故與醇酒相關之詞，均當爲連糟帶酒之義。
2　澀：原誤作"蓝"。據《證類本草》卷六"龍膽"條改。
3　熱：原脫。據《證類本草》卷六"龍膽"條補。

排膿消腫，及乳癰、發背，痔瘻、瘡癤等毒。甘能補肺，潤能降氣。胸膈有痰者，以肺受逼，失降下之令。今得甘緩潤下之助，則痰自降，故大能降上膈之痰，宜其爲治嗽之要藥也。又云：洗滌胸膈垢膩，治消渴之必用藥也。

## 瓜蔞仁

味甘，氣寒。無毒。

主治痰嗽，利胸膈。甘能補肺，潤能降氣。胸膈有痰者，以肺受火逼，失降下之令，今得潤下之助，則痰自降，乃止嗽之要藥。又云：洗滌胸中垢膩鬱熱，治消渴之聖藥也。消腫毒、癰疽、痔瘻、瘡癤，下氣，下乳汁，定肺喘。又能寬中。

制法：去殼，去油。若痰在上膈，欲令其吐者，不必去油。蓋病久虛人之痰，別藥吐之，恐力不能勝，用帶油者，其痰自豁。

## 苦參

味苦，氣寒。沉而降，陰也。無毒。玄參爲使。惡貝母、菟絲子、藜蘆。入足少陰腎經。少入湯藥，入丸藥。

主治大風赤癩眉脱，遍身風熱細疹癢痛，及熱毒風痹，肌體煩燥，殺蟲，癰毒瘡疥。逐濕，并脚氣痛，黃疸溺有餘瀝。利水，除心腹結氣，癥瘕積聚，補中明目、止淚。養肝膽氣，安五臟，定志益精，利九竅，除伏熱，止渴、醒酒，療小便黃赤，惡瘡，下部䘌，平胃氣，令人嗜食。療時氣惡病，大熱腸澼。丹溪云：屬火，能補陰氣。或服之而致腰重者，以其氣降而不升也，亦傷腎之謂。治大風有功，況風熱濕疹乎？又治狂邪，無時披頭大叫，不避水火，爲丸，薄荷湯下。

制法：細切，醇酒拌浸。

## 香附子

味甘，氣微寒。沉也，陽中之陰。無毒。卽莎草根，一名雀腦香。

主理婦人血氣，消食化氣，暖胃溫脾，女科必用之要藥。入氣分而能生血，此陽生陰長之義也。大能下氣，除腹中熱。久服益氣，長鬚眉，療虛腫及一切風。治霍亂心腹痛，腎氣膀胱冷。開鬱結，諸鬱中不可缺。充皮毛，又逐去凝血。炒黑，止崩漏下血。又能橫行手臂間。

制法：陰乾，石臼搗碎，勿犯鐵器。須用童便浸，或醋煮，不則性燥。

### 縮砂仁

味辛、苦，氣溫。無毒。一名縮砂蜜。入手太陰肺經、手陽明大腸經、足太陰脾經、足陽明胃經。

主止吐瀉，安胎，化酒食，消食化氣，暖胃溫脾。去殼取仁，止瀉痢；炒過，治妊婦腹痛，安胎中用者，乃血中之氣藥，以其能治痛行氣也。又療虛勞冷氣，宿食不消，赤白痢及休息痢，霍亂心腹痛，脾胃氣結滯不散，心腹虛冷痛，乃婦人之要藥也。

制法：去殼碾碎。亦有應炒者。

### 玄胡索

味苦、辛，性溫。可升可降，陰中之陽。無毒。一名延胡索。入手太陰肺經、足太陰脾經、足厥陰肝經。

主活精血，療產後之疾，調月水，胎前諸症，理氣痛凝血，截心腹疼，暴腰痛，下行腎氣，破腹中結塊，崩中淋瀝，因損下血，產後血暈，暴血衝上，癥瘕及產後諸疾，因血爲病者，皆療之。

### 秦芃

味苦、辛，氣微溫。可升可降，陰中陽也。無毒。菖蒲爲使。入手陽明大腸經，入足陽明胃經。

主除四肢風濕若懈，療遍身黃疸如金。攻風逐水，又除肢節之腫。治膽，時行勞熱，能消浮腫，利小便，主寒熱邪氣，寒濕風痹，無問新久，通身拘急，傳屍骨蒸，五種黃病。下水，養血，榮[1]筋，中風手足不遂。入陽明，止牙疼、口瘡。

制法：去蘆、毛，用童便浸一宿，曬乾。凡使，長潤黃色佳。

### 威[2]靈仙

味苦、鹹，性溫。可升可降，陰中陽也。無毒。凡服，忌茶及麵湯。冬月丙丁日採，陰乾。

---

1　榮：原作“勞”，與前養血之效不合。《本草綱目》卷十三“秦芃”條引“元素”爲“養血榮筋”，因據改。

2　威：原作“葳”，不合命名原意，據《證類本草》卷十一“威靈仙”條改。

主推腹中新舊之滯，消胸中痰唾之痞；散疳癧皮膚之風，利冷痛腰膝之氣。宣通五臟，能消骨鯁，熬汁灌喉嚨。療一切折傷，治諸風濕冷、大風，中風不語，手足不遂，口眼喎斜。去大腸風，心膈痰水，久積癥瘕，疝癖氣塊，膀胱宿膿、惡水，腳疼不能動履。丹溪云：然雖治痛之要藥，氣虛弱者禁用。採近流水聲響者，其性好走。務採不聞水聲者佳。痛風在上者服之。此藥去眾風，通十二經脉，朝服暮效。《衍義》云：治腸風性快，多服疏人五臟真氣，常服之無疫癘。

## 木香

味苦、辛，氣微溫。陰也，降也。無毒。昆侖青木香能行氣，出廣州舶上，形如枯骨者佳。油重者妙。又一種土木香，不入藥。

主調諸氣不可缺，泄肺氣不可無。止痢健脾，氣疼是實。去膀胱冷氣，除癥瘕，止瀉痢腹痛如神。行肝氣，火煨用。實大腸，療氣劣飢中偏寒，主氣不足，消蠱毒，殺鬼精物。專[1]泄胸腹中積滯寒冷之氣，治九種心痛，霍亂吐瀉腹疼，嘔逆翻胃，消食，強志，安胎，女人血氣刺痛，辟邪毒，瘟疫、溫瘧。此乃順氣行藥之精，久服不寤寐夢魘。

## 澤瀉

味甘、鹹，氣寒。沉而降，陰也。無毒。一云陰中之陽。畏海蛤、文蛤。入足太陽膀胱，足少陰腎經。

主去胞垢而生新水，退陰汗而止虛煩。治小便淋瀝仙藥，療水病濕腫靈丹。利水通淋而補陰不足，止泄精，逐膀胱、三焦停水，除濕行水之功尤捷。治小便閉，去陰中汗。若無此病，服之令人眼疾，謂行去其水故也。仲景用之，不過接引桂、附，歸就腎經也。然服此藥，未有不小便多者。小水既多，腎氣焉得不虛？又主風寒濕痹、泄瀉煩渴、乳難。除五臟痞滿，起陰氣、消渴。

實：主風痹、消渴，益腎強陰，補不足，除邪濕，久服面生光，令人無子。

## 車前子

味甘、鹹，氣寒。無毒。即《詩》芣苢，大葉長穗，好生道傍。

---

1　專：原作"耑"。同"專"，據改。

葉：通五淋，止鼻衄、尿梗、熱痢。

主止瀉痢，利小便，除熱去風，明眼目，能令膀胱水穀分，能滑胎，治氣癃閉，男子傷中，女人淋瀝，不欲食。除濕痹，療肝中風，風熱衝目，赤痛障翳[1]，腦痛淚出。養肺，強陰，益精，令人有子。雖利小便而不走元氣，與茯苓同功。又治難産，爲末酒調服。

### 玄參

味苦、鹹，微寒。無毒。惡黃耆、乾薑、大棗、山茱萸。反藜蘆。勿犯銅器，不則令人喉噎、喪目。

主治結熱毒癰，清利咽膈，攻喉痛，除風熱，明眼目，療腹中寒熱積聚，女人産乳餘疾。治傷寒身熱，支滿、狂邪，溫瘧，骨蒸傳屍，瘰串腫，項核，血瘕堅癥。下寒血，除胸中氣，下水，止煩渴，補腎氣，定五臟。久服補虛，明目。又治暴中風。易老云：乃樞機之劑，管領諸藥，上下肅清而不濁，故治空中氳氳之氣，瀉無根之遊火，以玄參爲聖藥也。又爲足少陰腎經君藥。

凡使，酒蒸黑用。

### 牛膝

爲君。味苦、酸，氣平。降也，陰也。無毒。惡鱉甲，畏白前。

主補精強足，療脚疼，補虛攣膝痛，通月經，男子陰消，女人失溺，及寒濕痿痹，腰腿之疾不可缺也。小便不利，莖中澀痛，加而用之，女人亦然。四肢拘攣，不可屈伸。竹木刺入肉，嚼爛塗之卽出。能逐惡血流結，傷熱火爛，墮胎，傷中少氣，補中，續絕傷，填骨髓，除腦中痛，及臍脊痛。壯陽強陰，添精利氣，止髮白，助十二經脉，能引諸藥下行至足。其牛膝膏，大損胃氣，不可多服，多則令人不食，宜量之。

凡使，用長大而潤者佳。去蘆，酒浸洗用。忌牛肉。

### 天麻

味苦、甘，氣平。降也，陽也。無毒。其苗名定風草，與御風草相似，誤服

---

1　障翳：原誤作“瘴醫”。據《證類本草》卷六“车前”條引《藥性論》改。

令人患結腸，不可不慎。用明天麻，妙。

主療大人風熱頭眩，治小兒風癇驚悸，祛諸風麻痹不仁，治癱緩語言不遂，利腰膝，強筋力，通血脉，達關竅。主濕痹拘攣，逐諸風，益氣強筋。苗名赤箭。風痰眩暈，眼黑頭旋，風虛內作，非此不能除。

凡使，必佐他藥，須多用之有效。

### 白蒺藜

味苦、辛，氣微寒。無毒。烏頭爲使。色黑者不入藥，色白者佳。生北地道傍，開黄花，結芒[1]刺。

主治風瘡而明目。陰痛，煎湯浴之。又治身體風癢，咳逆傷肺，肺痿，喉痹，癰腫，牢牙固齒，止遺瀝、泄精、溺血，小兒頭瘡。其實可作摩粉，止煩下氣，去白癜風。惟沙苑者補腎固精。

### 防己

味苦、辛，氣平。降也，陽中之陰也。無毒。《本草》云：漢防己爲君，木防己爲使。按：木、漢二防己，即是根、苗爲。漢主水氣，木主風氣。又云：木防己不入藥。古方通用之。殺雄黄毒。惡細辛。畏草薢。

主消風散腫，治淫痹風熱拘攣。療風腫、水腫、癰腫，殺瘡蟲，利大小便，并風氣、水氣。治腰下至足濕熱脚氣之腫，去膀胱留熱，通十二經及治中風手足拘急。主肺痿，咯痰多血，與葶藶等分爲末，糯米飲調一錢服，甚效。治下焦濕，可以爲君，以黄柏佐引之。

### 紫菀[2]

味苦、辛，氣溫。無毒。款冬花爲使。惡天雄、瞿麥、雷丸、遠志。畏茵陳。凡使去蘆，蜜水浸一宿，焙乾用。

主治嗽化痰定喘，止唾紅痰，補虛止渴，安五臟，通結氣滯於胸中，療咳逆上氣，久嗽痰中見紅。殺蟲毒，益肺氣，去胸中寒熱。又治肺痿，咳唾膿血，止悸，五勞體虛，補不足，定小兒驚癇。

---

1 芒：原誤作"芝"。據《證類本草》卷七"蒺藜子"條引《衍義》改。
2 菀：原誤作"苑"。據《證類本草》卷八"紫菀"條改。下同此誤徑改。

### 百部

味苦，氣寒。又云氣微溫。無毒。又云有小毒。

主治肺熱咳嗽，年久勞咳，能潤肺益氣，及治傳尸骨蒸勞熱，殺蛔蟲、寸白、蟯蟲，一切樹木蛀蟲，亦可殺蠅蠓。

制法：去心皮，酒浸用。

### 款冬花

味辛、甘，氣溫。無毒。杏仁爲使，得紫菀良。惡皂莢、消石、玄參。畏貝母、辛夷、麻黃、黃耆、黃芩、青葙子。此花於百花中，獨不懼冰雪，最先春也。

主潤肺消痰，止嗽定喘，洗肝明目，療咳逆上氣，喘息呼吸，肺痿肺癰，唾膿血，心虛驚悸，除煩，補勞力，治消渴喉痹，古今治嗽之要藥也。《衍義》云：有人病嗽者多日，或教以燒款冬花三兩根，於無風處以筆管吸其煙滿口，愈。

### 馬兜鈴

味苦，氣寒。陰中之陽。無毒。只取里面子，去膈膜盡，入藥炒用。

主治肺熱，咳嗽上逆，痰結喘促，五種蠱毒。血痔瘻瘡，以藥於瓶中燒薰患處。丹溪云：兜鈴治嗽，以其去肺熱、補肺氣故也。

### 百合

味甘，氣平。無毒。花白者佳。

主斂肺，治勞嗽癰瘻，攻發背瘡毒，寧心，療痰咳帶血，除熱嗽，消腫脹，利大小便，補中益氣，療鼓脹、痞滿、寒熱，遍身疼痛，及乳癰、喉痹，百邪鬼魅，涕泣不止，狂叫驚悸，殺蠱毒，諸瘡。仲景云：治傷寒後百合之病，此其義也。

### 茵陳蒿

味苦、平，氣微寒。陰中微陽。無毒。入足太陽膀胱經。

凡使，須用葉有八角者，採得陰乾，去根細剉。凡採，五月五日起至秋中，取似蓬蒿者。勿令經火氣。

主治黃疸而利水，攻時氣而發黃。凝滯可導，便秘可通。療風寒濕熱，邪氣結熱,遍身發黃,解傷寒煩熱,頭熱腦痛,行滯氣,化痰利膈,去伏瘕,治淋濁。

### 鬱金

味辛、苦,氣寒。純陽。無毒。色赤似薑黃,中空,生蜀川者佳。又云芳草也。今釀酒以降神,以其性輕揚,能達諸氣于高遠也。正如龍涎無香,能達諸香之氣耳。以輕揚之性,故用以治鬱遏不能至者。

主治血積,下氣,小便癃閉。生肌止血,破惡血,血淋,尿血,金瘡,吐衄,女子宿血結聚脹滿。心氣疼,溫醋磨服之。

### 薑黃

味辛、苦,性大寒。無毒。是經種三年以上老薑也。

主治癥瘕血塊,破惡血,消癰腫,通月經,除風熱腫毒,心腹結積,疰忤,下氣脹,撲損瘀血,産後敗血攻心。又治氣爲最藥,其功力烈于鬱金。

凡使,切片,暴乾,麻油拌炒。

### 蓬莪术

味苦、辛,氣溫。無毒。一云有小毒。

主治心疼、中惡,疰忤、鬼氣,霍亂冷氣,吐酸水,解毒,飲食不消,寧心脾腹痛,婦人血氣痛,療疝癖氣,通月經,消瘀血積聚,女人藥中多用之。能破氣中之血。入氣藥,能發諸香。治諸氣爲最要之劑。孕婦忌之,以其能破血墮胎也。

凡使,火炮,切,醋炒用,因得醋良。

### 京三棱

味苦、甘[1],氣平。陰中陽也。無毒。色黃體重,狀若鯽魚而小。又有黑色如烏梅者,有須相連,蔓延,體輕。專療女人血脉不調。凡使,火炮用。

主治老癖,癥瘕結塊,婦人血脉不調,心腹刺痛,破積,除血塊,氣脹滿,落胎,消惡血,通月經,撲損瘀血,産後腹痛,血暈宿血不下,能破血中之氣,及損真氣,虛人禁用。

---

1 甘:原作"苦"。據《本草綱目》引"元素曰"改。

### 白豆蔻

味辛，氣大溫。輕清而升，陽也。無毒。入手太陰肺經。出番舶者佳，生伽古羅國。

主破肺中滯氣，退目中雲氣，散胸中冷氣，補上焦元氣。治冷瀉，療癰止痛，溫脾健胃，消食寬膨，止吐逆翻胃，下消穀，胃與心腹冷痛，寬膈進食。赤眼暴發，白睛紅翳者，少加用之。

凡使，去殼微炒，研用。

### 草豆蔻

味辛，氣熱。陽也。無毒。入足太陰脾經、足陽明胃經藥。出福建者佳，謂之建豆蔻。其土產穀[1]樹子，勿用。凡使，面裹煨熟用。

主去脾胃積滯之寒邪，止心腹新舊之冷痛。治風寒客邪在胃，痛及嘔吐、霍亂，一切冷氣，虛弱而不能食者，宜用之。且消酒毒，去口中臭氣，益脾胃，散冷氣力甚。

### 紅豆蔻

味辛，氣溫。無毒。

主治腸虛水瀉，心腹攪痛，霍亂吐瀉，解酒毒，止吐酸，消血殺蟲。不宜多服，不則令人舌粗，不思飲食。

### 肉豆蔻

味辛，氣溫。無毒。入手陽明大腸經。

主溫中，止霍亂而補脾，治痢兼療冷瀉，解酒消食調中，治積冷心腹脹痛，脾胃虛冷，并冷熱赤白痢，小兒傷乳吐逆、久瀉。丹溪云：屬金與土，以其脾得補，善運化，氣自下也。非若陳皮、香附之快[2]泄。《衍義》不詳其實，漫亦因之，遂以爲不可多服[3]。多服則泄氣，得中則和平其氣。

制法：麵包，煨熟用。

---

1　穀：原作“谷”。然稱“谷樹”，只能是“穀樹”，據改。

2　快：原作“駃”。同“快”，據改。

3　多服：原無，文氣不順。據《本草衍義補遺》“肉豆蔻”條補。

## 茴香

味辛，氣平。無毒。一名懷香子，另是小茴香。入手少陰心經、手太陽小腸經、足少陰腎經、足太陽膀胱經藥。得酒良，入藥微炒。

主治膀胱冷氣，腫痛，乾濕腳氣，或陰間疝痛牽小腹，疼不可忍，腎勞癩疝，霍亂轉筋。更通腎氣，開胃調中，破一切臭氣，止嘔下食，定痛，助陽道，理小腸氣。本治膀胱，以其先丙後壬，故云小腸也。懷香子卽小茴香，主治諸瘻、霍亂及蛇傷。與大茴香俱入飲饌用，能殺腥辟臭氣。若患偏墜疝氣，用大八角茴香爲末，老酒調服，以收小爲度，效。

## 旋覆花

味鹹、甘，氣溫、微冷利。有小毒。一名金沸草。

主明目，治頭風而消痰嗽壅，通膀胱水，去風濕，止嘔，散結氣、脅下滿，消胸上痰結，唾如稠膠，并心脅痰，以定驚悸。除水，去五臟寒熱，補中下氣，膀胱留飲，風氣濕痹，皮間死肉，目中瞖曀，利大腸，通血脉。其根治風濕。《衍義》云：行痰水，去頭目風，亦走散之藥。病人氣虛者，不宜多服，利大腸。戒之。

## 肉蓯蓉

味鹹、酸，氣微溫。無毒。丹溪云：屬土而有水與火。

主益腎填精，扶女子陰絕與男子陽絕，治五勞七傷，補中養五臟，除莖中寒熱痛，強陰益精氣，多子。婦人癥瘕不産，血崩、帶下、陰痛，男子泄精、尿血、遺瀝，膀胱邪氣，暖腰強筋添髓。命門相火不足，以此補之。丹溪云：峻補精血，驟用反動大便致滑。言是馬精落地所生，補虛最佳。

制法：酒浸一宿，刷去浮甲，劈破中心，去白膜，以酒洗淨，去黑汁，用酒蒸作羹。黑汁既去，氣味既盡，然嫩者方可作羹，老者入藥則不效。

## 鎖陽

味甘、鹹，氣溫。無毒。可啖，煮粥彌佳。

主治虛，補陰益精，可代蓯蓉。虛而大便燥結者用，不燥結者勿用。

制法：酥油塗炙。

## 山藥

味甘，性溫、平。無毒。入手太陰肺經。天、麥門冬、紫菀爲使。惡甘遂。出懷慶者佳。生則滑，熟則滯氣，皆不可入藥，惟乾、色白者可入藥。一名薯蕷。

主治泄精健忘，傷重，補虛羸癆疫，益氣力，溫中下氣。仍治腦腰疼，補心氣不足，鎮心神，去腰濕，長肌肉，強筋骨，補五勞七傷，脾胃虛弱，強陰補肺，除煩熱，潤皮膚，開達心孔，療頭面遊風，頭風眼眩，下氣，充五臟。久服耳目聰明。丹溪云：屬土而有金與水火，補陽氣；生者能消腫硬。《經》曰：虛之所在，邪必湊之而不去。其病爲實，非腫硬之謂也。故補其氣則留滯，自不容不行矣。又能安胎，人所不知。

## 菟絲子

味辛、甘，氣平、溫。無毒。薯蕷、松脂爲使。惡蘿[1]菌。勿用天碧子，其形相似，但味酸澀，不入藥。

主添精補髓延年，解去腰疼有效，補腎、續絕傷，補不足，益氣力，肥健，強陰堅骨，療莖中寒、精自出，溺有餘瀝，及夢交泄精，男女虛寒，尿血，口苦燥渴，寒血爲積汁，去皯。久服明目，大補衛氣，助人筋脉。

制法：得酒良。水洗，澄去沙土，酒浸一宿，蒸熟。乘熱杵搗成膏，入藥。

## 黃精

味甘，氣平。無毒。凡使勿誤用鉤吻，因其形相似，只是葉有毛，誤用殺人。黃精葉似竹葉，無毛。

主治五勞七傷，補中益氣，安五臟，補脾胃，潤心肺，除風濕，耐寒暑，延年不飢。

## 巴戟天

味辛、甘，性溫。無毒。覆盆子爲使，惡雷丸、丹參。

主治陰疝、白濁，補腎添精，療大風邪氣，陰痿不起，強筋骨，安五臟，補

---

1　蘿：原誤作“蘿”，無此藥。據《證類本草》卷六“菟絲子”條改。

中，增志益氣。療頭面遊風，小腹及陰中相引痛，下氣，補五勞，利男子。夜夢鬼交，泄精，人虛，加而用之。

制法：凡使，連根帶珠，去心，酒浸，焙乾。

## 破故紙

味苦、辛，氣大溫。無毒。一名補骨脂。惡甘草，忌羊肉。生廣南或波斯國，其舶上來者佳。

主溫腎，補精髓與氣血勞傷，扶腎冷絶，止夢泄精殘，風虛冷痹，四肢疼痛，骨髓傷敗，陽衰腎冷，精流，腰膝冷疼，囊溫小便利，添精益氣，及婦人血氣墮胎。

制法：酒浸一宿，東流水洗，蒸半日，暴乾用。

## 何首烏

味苦、澀，氣微溫。無毒。茯苓爲使。惡蘿白[1]。忌諸血。

主治瘰癧，消癰腫，療頭面風瘡，五痔。止心痛，益血氣，黑髭髮，悅顏色。久服延年不老，長筋骨，益精髓，骨軟腰膝疼，遍身瘙癢。又治婦人產後及帶下諸疾，令人有子者。老人姓何，見藤夜交，遂採其根食之，白髮變黑，因名之。一名夜合。

凡使，春夏採根，以竹刀切，米泔浸經宿，暴乾。有雌雄二種，雄赤雌白。凡用雌雄相合，木臼杵搗之，勿犯鐵。

## 葶藶子

味辛、苦，性大寒。沉也，陰中之陽也。無毒。榆皮爲使。惡僵蠶。立夏後採實陰乾，有甜、苦二種，好生道傍。凡使炒過，研碎用，得酒良。

主療遍身之浮腫，逐膀胱之留熱。定肺氣喘促，治積飲之痰厥。泄肺氣而通水氣，治肺癰上氣，咳嗽膿血，面目浮腫，癥瘕積聚，破結氣堅積，利水道，行皮間邪水上出，身暴中風，風熱痱疹，利小腹。丹溪云：性急，善逐水。病人稍涉虛者，宜遠之，且殺人甚捷，何必久服而後致虛也。

---

1 蘿白：據《證類本草》卷十一“何首烏”條引《衍義》云：“與蘿蔔相惡。”

## 石斛

味甘,氣平。無毒。惡凝水石、巴豆。畏僵蠶、雷丸。生石上,採莖陰乾,細若小草,長三四寸,柔韌,折之如肉而實,形似蚱蜢[1]髀者佳。

主平胃氣而補腎虛,更醫脚弱,療虛勞而治羸瘦,益氣強陰,添精、壯筋骨。又治腰痛,定志,鎮心驚,且療膝疼。又治内傷不足,逐皮膚邪氣,傷中,下氣,蠲痹,及治胃中虛熱有功。久服厚腸胃,能鎖涎,澀丈夫元氣。如服一鎰,永不骨痛。

制法:凡用,洗去土,酒浸一宿,暴乾。

## 蒲黄

味甘,氣平。無毒。生則味滑,炒則味澀。

主治一切吐血、唾血、衂血、崩血、腸風下血、尿血、撲血,血癥,墮胎,帶下,月經不調,心腹痛,膀胱寒熱,產後諸血病。利小便,止血,消瘀血及遊腫。行血用生,止血用炒。

制法:凡使,須隔三層紙焙,令老黄色。或再蒸半日,焙乾用之妙。

## 續斷

味苦、辛,氣微溫。無毒。地黄爲使。惡雷丸。陰乾節節斷,皮黄皺,折之有煙塵者真。勿使草茆根,其形相似,誤服令人筋軟。凡使,用川中者佳,酒浸用。

主治崩漏,安胎,益筋強脚,療金瘡,續折傷,逮不可遲。又治五勞七傷,助氣調血,興陽道,止瀉精,小便縮,腰膝痛,關節緩急,接筋骨,療癰毒、痔瘻、乳癰、瘰癧,補内漏,止痛、生肌及踠傷,添氣力。婦人胎前產後尿血、子宮冷,有效。

## 艾葉

味苦、溫,氣微熱。陰中之陽。無毒。端午日採,用陳久者佳。生寒,熟溫。生搗汁,可止血。

主治崩血、漏血,暖子宫而痢紅,安胎,止腹痛,嘔吐,衂紅。生者治下

---

1 蜢:原誤作"猛"。據《證類本草》卷六"石斛"條改。

痢，嘔血取用之。熟者治漏血，可爲丸用，以灸百病，除一切惡氣，利陰氣，生肌肉，療五臟瘡，下部䘌瘡，辟寒，令人有子。汁：殺蛔蟲。醋煎搽癬良。丹溪云：艾至熱，入火灸則下行，入藥服則上行，多服致咎，慎之。

### 地榆

味苦、甘、酸，性微寒。沉也，陰也。無毒。得髮良。惡麥門冬。

主治下部積熱之血痢，止下焦不禁之月經，療崩漏止血，止痛排膿，治金瘡，女人帶下，乳痓、痛，胎前産後諸血疾，腸風下血及小兒疳熱、瀉痢，諸痔惡瘡。性沉寒，入下焦。若虛寒人、水瀉、冷痢者勿用。

### 大小薊

味甘、苦，氣溫。有毒。一云無毒。

大薊：治女子赤白淋，安胎，止吐衄，癰腫惡瘡。生研，酒并滾童便服。

小薊：治吐衄、尿血、血淋、血崩，煩熱，金瘡血不止。

二薊養精保血。大薊又療癰腫。

### 白薇

味苦、鹹，氣平。無毒。大寒。根狀似牛膝。惡黃耆、大黃、大戟、乾薑、乾漆、山茱萸、大棗。凡道處處有之，如葱管者佳。

主治暴中風，身熱肢滿，忽忽不知人事，狂惑邪氣，寒熱酸疼，溫瘧洗洗，發作有時，療傷中淋露，下水氣，利陰氣，益精。

### 金銀花

味甘、性溫，無毒。卽鷺鷥藤，一名忍冬草，一名左纏藤。十二月採，陰乾，凌冬不凋，故以名之。

主消癰散腫，有高能。忍冬是至賤之草，治寒熱身腫，療風腫，補虛，治疔疽發背、癰腫、乳癰、瘡癬、無名腫毒、惡瘡疥癩、頑痹、魚口便毒等症。

### 益母草

味辛，性微溫、微寒。無毒。卽茺蔚子，又名野天麻。端午日採，陰乾。

如作丸散，石臼、木杵搗之。

主活血行氣，有補陰之妙。以其行中有補，故曰。胎前無滯，產後無虛。治橫生逆產、難產及安胎順氣。如久無子者，服之良。又主明目益精，除水，療血逆。產婦血暈，大熱頭痛心煩，久服輕身。此劑乃催生保產之聖藥也。

莖：治癮疹癢，可作湯浴。一名益明。

## 青黛

味鹹、氣寒，無毒。出波斯國。染盆上池沫紫碧花者用之。

主收五臟之鬱火，解諸藥毒及熱毒，瀉肝熱，消食積疳，小兒諸熱驚疳，熱瀉，羸瘦毛焦百病。殺惡蟲，化物爲水，磨傅熱瘡、惡腫、金瘡，下血、蛇犬等毒甚效。又天行熱病，頭痛，水磨服之。大解熱鬱結熱痰，與黃連、青礞石丸最捷。與瓜蔞同治酒痰，如肝脉沉弦，用此瀉之。痰積嗽，非青黛、瓜蔞不能除。

附小兒歌曰：

孩童雜病變成疳，不問強羸女與男。恰似春傍多變動，還如困疾瘦耽耽。

又曰：

煩熱毛焦鼻口乾，皮膚枯槁四肢癱。腹中時時更下痢，青黃赤白一般般。
眼澀面黃鼻孔赤，穀道開張不欲看。忽然瀉不成疳澱，卻如膿涕一團團。
唇焦嘔逆不乳哺，壯熱憎寒臥不安。腹中有疾須醫藥，何須祈禱信神盤。
此方便是青黛散，孩兒百病自能安。

## 藍實

味苦、甘，氣寒。無毒。其莖葉可染青。

主解諸毒、諸熱毒、殺蠱蚑鬼疰、毒藥、毒箭、毒刺，金瘡血閉，螯蝦蟲蛇傷，蜘蛛、蜂螫毒，疔腫遊風，天行熱病，熱狂心閉，吐衄，赤眼，產後血暈，小兒壯熱，熱疳，丹毒及療噎病，化蟲爲水，久服頭不白。其葉汁殺百藥毒，解狼毒、射罔毒。治經絡中結氣，填骨髓，明耳目，調五臟六腑，利關節，益心力。

藍青花：可敷熱腫，能使敗散血分而歸經絡。

## 紅花

味甘、辛，性溫。陽也。無毒。一名紅藍花。

主逐腹中惡血而補血虛之血，除產後敗血而止血暈之暈。血積絞痛，腹內胎死，產婦血暈，昏迷口噤，并酒煮服。又能通經行血。月期過縮，蠱毒下血。用多則破血，用少則養血和血，與當歸同功。

子：吞數粒，主天行痘瘡不出。色染胭脂，治小兒耳聤，滴汁耳中，效。

## 附子

味甘、辛，氣溫，大熱。有大毒。通行諸經引用之藥。入手少陽三焦命門。性走而不守，浮中沉無所不至，陽中之陽，故行而不止。惡蜈蚣。畏防風、黑豆、甘草、黃耆、人參。冬採爲附子，春採爲烏頭。

主療風寒翻胃，壯元陽之助，可回陽而逐冷，祛風濕而建中。治風疾能行藥勢，治心腹冷痛，咳逆邪氣，金瘡，破癥堅積血瘕，寒濕踒躄，拘攣膝痛，不能行步，腰脊風寒。壯肌骨，強陰道，傷寒陰症、陰毒，煩燥，迷心不省，四肢厥逆，霍亂轉筋，下痢赤白，脾胃虛寒，腫脹，久泄不止，腎中寒甚。白术佐之，除寒濕之神劑。墮胎爲百藥之長，慎之。丹溪云：《衍義》論附子五等同一物，以形像命名而爲用。至哉斯言也，猶有未善[1]。仲景八味丸，以附子爲足少陰腎經之嚮導，其補自是地黃。後世用附子爲補，誤矣！惟取其健悍走下之性，以行地黃之滯，可以致遠。亦若烏頭與天雄，皆氣壯形偉，可爲下部藥之佐。無人表其害人之禍，相習爲用以治風，殺人多矣！治寒、治風，有必用者，必用童便煮而浸之。

制法：用慢火煨裂，去皮、臍。童便煮浸，以殺其毒。且可取下行之力，入鹽尤捷，取端平圓大一兩以上，其力全。其附側木鱉子[2]不入藥，令人喪目。

## 烏頭

味辛、甘，氣溫，大熱。浮而升，陽也。春時初生，有腦形如烏鳥之頭，故名之。遠志爲使。惡藜蘆。反半夏、栝蔞、貝母、白及、白薇。忌豉汁。

---

1 善：原誤作"營"。據《本草衍義補遺》"附子"條改。
2 附側木鱉子：此處木鱉子指附生於烏頭、附子之側的細小且不成形的塊根。

主治中風惡風，洗洗出汗，寒濕麻痹，咳逆上氣，破積聚寒熱，消胸中痰冷，臍間痛，肩脊痛，不可俯仰；目痛，不能久視；能墮胎，治風痹血痹，半身不遂。乃行經藥。

其汁煎之名射罔，味苦。殺禽獸。一名烏喙[1]。主治瘻瘡、結核，瘰癧、腫毒及蛇咬。

制法：凡使，水浸，炮裂，去皮、臍，乘熱切片，再炒，令表里皆色黃，使劣性盡去爲良。此制法人所罕知也。其表害人之禍，如附子下。

## 天雄

味辛、甘，氣溫，大熱。有大毒。似附子，但瘦。身長三四寸許，有髮[2]，性烈，一如烏、附。出建平，故[3]名三建。遠志爲使。忌豉汁。惡腐婢。

主治大風，寒濕痹麻，歷[4]節痛，拘攣緩急，關節重，不能行步。心腹結聚，除骨間痛，頭面風，往來疼痛。破積聚邪氣，療金瘡，強筋骨，輕身健步，強志、助陽道，令人武勇，力作不倦。能墮胎，并治一切風與氣，通九竅，利皮膚，調血脉，消風痰。補下焦陽虛。表其害人之禍於附子下。

制法：宜炮裂，去皮、尖，以童便浸煮，殺其毒。入鹽尤捷。

## 白附子

味甘、辛，氣溫。有小毒。一名兩頭尖。

治中風失音，去面上風遊走，主心痛、血痹，疥癬、風瘡，頭面痕，陰囊下濕，腿無力。宜入面脂，且行藥勢，療面上百病，并一切冷風氣。

制法：凡使，薑汁、白礬煮透用。

## 高良薑

味辛，氣熱。純陽。無毒。

---

1 喙：原誤作“啄”。據《證類本草》卷十“烏頭”條引《本經》：“一名烏喙”改。

2 有髮：義不明。存疑。

3 建平故：原誤作“三建亦”。據《證類本草》卷十“天雄”條引“陶隱居”“此與烏頭、附子三種，并出建平，故謂之三建”改。

4 歷：原脫，義不明。據《證類本草》卷十“天雄”條補。

主治胃中之冷逆，心氣之攻衝，霍亂轉筋，心痛連頭，翻胃嘔食，瀉痢下氣，健脾消食。

### 萆薢

味苦、甘，氣平。無毒。薏苢爲使。畏葵根、大黃、柴胡、牡蠣。須用川者。

主逐骨節之寒濕，扶老弱，補虛羸，而治腰疼、脚氣及背强，周[1]痹、惡瘡不瘳，熱氣，傷中、恚怒，陰痿、失溺，小便渾濁，關節瘀血，老人五緩。

### 木通

味甘、平，性寒。降也，陽中之陰。無毒。

主瀉小腸火積而不散，小腸熱閉而不通。下行利水，治濕，止淋。除寒濕，出聲音，療脾疽，水腫，通九竅、血脉、關節，下部濕腫。兼治耳聾、鼻塞。散癰腫，諸結不消。去惡蟲，女人血閉，催生、墮胎、下乳汁。

### 通草

味甘、平，性微寒。降也，陽中之陰。無毒。一名脱木[2]。

主治陰竅澀而不利，療水腫閉而不行。辟蠱毒，通五淋，殺惡蟲，除脾胃中寒熱，通九竅，利血脉中關節，令人不忘。療脾疸，常欲眠，心煩，噦出聲音。治耳聾，散癰腫，諸結不消，及金瘡鼠瘻，踒折，齆鼻息肉，去三蟲，能墮胎。其花粉治諸惡瘡、痔瘻，取粉納瘡中。

### 瞿麥

味苦、辛，氣寒。陽中微陰，無毒。蘘草、牡丹爲使。惡螵蛸。凡使用實殼，不用莖葉。

主治熱淋之有血，通關格以宣癃，墮胎更催生，排膿消癰腫，明目去翳膜，養腎長毛髮，下閉血，逐膀胱邪逆。利小便爲君。止霍亂，出竹木刺入肉。

---

1　周：原誤作"固"。據《證類本草》卷八"萆薢"條改。
2　脱木：通草有"通脱木"之異名，而未見名"脱木"者。此前當脱"通"字。

制法：若一時用[1]，卽空心令人[2]氣咽，小便不禁。凡欲生用，須以箄竹瀝浸一伏時，漉出，曬乾用。

### 牛蒡[3]子

味辛，氣平。無毒。一名惡實。未去蕚，人呼爲鼠粘子。根謂之牛菜，作茹尤益人。又名大力子。

主治風濕，癮疹盈肌，咽喉不利，散諸腫瘡瘍之毒，利凝滯腰膝之氣。療喉痹，風熱，痰壅，牙疼，解風纏頭目浮腫，消疳毒，明目，補中，潤肺散氣，手足拘攣，傷寒寒熱，汗出中風，消渴熱中。逐水，去皮膚風，通十二經。吞一粒可出癰疽頭。

制法：凡使，炒，研用。

### 射干

味苦，氣平，微溫。有小毒。

主治咳逆上氣，喉痹咽痛，不得消息。散結氣，腹中邪逆，食飲大熱。療老[4]血在心脾間，咳唾、言語氣臭，散胸中熱氣，消腫，去胃癰，行脾肺肝三經之積痰，使結核自消，甚捷。治胸滿腹脹，通女人月水阻閉，消瘀血。及便毒，肝交濕氣[5]，因勞而發，取三寸與生薑同煎，食前服，利[6]三兩行，效。

制法：凡使，米泔洗，浸一宿用。

### 常山

味苦、辛，氣寒。有毒。畏玉札，忌葱、菘菜。苗名蜀漆[7]。川中出者佳，形如雞骨。

主療諸瘧，吐痰涎，退寒熱，開胸中痰結，治鬼蠱鬼毒，往來水脹。不可多

---

1 一時用：《證類本草》卷八"瞿麥"條引"雷公"指將果殼、莖葉一同使用。

2 人：原脫。據《證類本草》卷八"瞿麥"條引"雷公"補。

3 蒡：原作"旁"，據《證類本草》卷九"惡實"條改。

4 老：原脫。據《證類本草》卷十"射干"條補。

5 及便毒肝交濕氣：《本草衍義補遺》"射干"條作"又治便毒，此足厥陰濕氣……"。

6 利：原脫。據《本草衍義補遺》"射干"條補。

7 漆：原誤作"膝"。據《證類本草》卷十"常山"條改。

服，令人大吐。虛人切忌用之，以其暴悍之性，善於驅逐，能傷真氣。

其苗蜀漆：主治瘧疾，咳逆，寒熱，腹中癥堅，痞結積聚，邪氣蠱毒鬼疰。療胸中邪結氣，吐出之。栝蔞爲使。惡貫仲。

制法：凡使，以人參湯煮乾、炒燥，或以童便浸煮，不則令人吐瀉。

## 青蒿

味苦，氣寒。無毒。凡使惟中爲妙，到膝即仰到腰即俯，用子勿用葉，用根勿用莖，若四件并用，反致瘧疾。

主治：骨蒸勞熱，鬼氣屍疰，冷熱久痢，止瀉開胃，明目，黑毛髮，心痛熱黃，疥瘙痂[1]癢，惡瘡殺蟲，留熱在骨節間。

制法：取葉不拘多少，用童便浸七日，夜換，曬乾用。

## 蛇床子

味苦，有小毒。惡牡丹、巴豆、貝母。

主治婦人陰中腫痛，男子陽痿濕癢，除痹氣，利關節，溫中下氣，令婦人子臟熱，男子陽強，療腰胯痛，四肢頑痹，陰汗濕癢及癬癩癇惡瘡，大風身癢，煎湯浴之差。久服輕身，好顏色，令人有子。

制法：去皮殼，取仁，微炒，煎湯洗去，用此劑只令陽[2]氣盛數，號曰鬼考也。

## 牽牛子

味苦、辛，氣寒。有毒。性烈，屬火，善走。有黑、白二種，水淘，取沉者，曬乾。

主消腫滿，逐水，驅風，下氣，通腸，利大小便，墮胎，治腰疼腳痛，浮腫，療蠱脹水腫，風毒。以氣藥引之則入氣，以血藥引之則入血，大瀉元氣，用者慎之，非大實、大滿、便秘、壯實者，不可輕用。

制法：酒浸透，蒸過，再炒，杵搗去黑皮，研取頭末用。

---

1 痂：原誤作"茄"。據《證類本草》卷十"草蒿"條改。
2 陽：原誤作"湯"。據《證類本草》卷七"蛇床子"條改。

## 甘遂

味苦，甘，氣大寒。有毒。瓜蒂爲使，惡遠志。反甘草。

主治腹滿，面目浮腫，能瀉十二經水氣，疝瘕，留飲宿食，破癥堅積聚，利水穀道及水結胸中，下五種水氣，散膀胱留熱。其氣直透所結之處，能取痰，專于行水攻決，入藥當斟酌之。泄水之至藥，有毒，不可輕用。

制法：用連珠者，面裹煨，曬乾。

## 大戟

味甘、苦，氣大寒。陰中微陽。有毒，小豆爲使，反甘草。畏菖蒲、蘆草、鼠屎。苗名澤漆。

主下十二種水，腹[1]滿急痛，積聚，利大小腸，能通月水，消瘀血，墮胎。其葉名澤漆，主治同，能取痰。

制法：用長流水洗淨，曬乾。

## 山豆根

味苦，氣寒。無毒。生劍[2]南山谷，蔓如豆，爲真者佳。嚼之苦而復甘。

主解熱毒，能止咽喉痛，及喉痹腫痛，解諸藥毒，止痛，消瘡腫毒，殺寸白小蟲，人與馬急心黃，發熱，蠱氣，熱咳，頭瘡，五痔。爲治咽痛之聖藥也。

## 木賊

味甘、微苦，氣寒。無毒。

主明目、退翳膜，益肝膽，去腸風，破積塊，止痢，止崩，療女人月水不斷。又云：發汗至易。得禹餘糧、歸、芎同用，治崩中；得槐鵝[3]、桑耳同用，治腸風；與槐子、枳實相宜，用治痔瘡出血。

制法：凡使水洗過，去節，剉用。

---

1　腹：原脱。據《證類本草》卷十“大戟”條補。
2　劍：原脱。據《證類本草》卷十“山豆根”條補。
3　槐鵝：槐鵝卽槐樹上之菌，類木耳。下文桑耳，亦卽桑樹所生之木耳。

## 使君子

味甘,氣溫。無毒。此藥因郭使君專用療小兒,故名之。

主治小兒五疳,小便白濁,殺蟲,療瀉痢。生交廣等州,形如梔子,棱瓣深而兩頭尖。又治蟲牙疼,能取蟲。

制法:凡使,熱灰中炮去殼并皮,取肉用之。

## 蘆薈

味苦,氣寒。無毒。出波斯國。俗呼爲象膽。有二種,剖之色黃細膩者爲上。其火薈性劣,不取。解巴豆毒。

主治熱風煩悶,胸膈熱氣,明目鎮心,小兒癲癇,急慢驚風,療五疳,殺三蟲及痔疾瘡瘻。

## 石韋[1]

味苦、甘,氣微寒。無毒。生山谷石上,不聞水聲、人聲者良。杏仁爲使。得菖蒲良。

主治勞熱邪氣,五癃淋閉不通,利小便水道,除煩下氣,通膀胱熱,補五勞,安五臟,去惡風,益精氣。炒末,冷酒調服,療發背,效。

制法:去黃毛,不射人肺,不令作咳。凡使,微炒用。

## 仙茅

味辛,氣溫。有毒。

主治心腹氣不能食,逐腰脚風冷氣,攣痹不能行,丈夫虛勞,老人失溺[2],無子,益陽道,長精神,明目聰耳,益腎,補元氣,堅骨生肌。余曾見一人無子,嗜服此藥,後致吐血而殞。書此戒之。

## 蘭葉[3]

味辛,平,氣清香。無毒。

---

1 韋:原作"葦",據《證類本草》卷八"石韋"條改。
2 溺:原誤作"弱"。據《證類本草》卷十一"仙茅"條改。同"尿"。下文同此誤者徑改。
3 蘭葉:朱丹溪《本草衍義補遺》所稱蘭草,乃蘭科觀賞植物蘭花,非今多用的菊科植物蘭草 Eupatorium fortune Turcz. 李時珍已正其誤。此條正文主要引據《本草衍義補遺》。

主治消渴，除疳瘴，生津止渴，益氣潤肌。秉金水之清氣，而似有火。知其花香之貴，而不知爲用有方。蓋其葉能散久積陳鬱之氣，甚有力。入藥煎煮之。東垣方中嘗用。《經》云：消陳氣[1]，治之以[2]蘭也。消渴症非此不能除，涼脾瘴[3]必用之劑。

### 芫花

味辛、苦，氣溫。有毒。決明爲使，反甘草。

主治咳逆上氣，喉鳴，咽腫，蠱毒，積聚腫滿，逐五水，消胸中痰水[4]，虛者勿用。

凡用，煎熬，不可近眼。

### 紫草

味苦，氣寒。無毒。可入染房[5]。

主治心腹邪氣，傷寒時疾。發瘡疹不出，卒小便淋瀝痛，除五疸，利九竅，通水道，腹腫脹滿，補中益氣。以合膏，療小兒瘡及人面皯。

### 蘆根

味甘，氣寒。無毒。凡使，取根逆水生者并黄泡肥厚者。味甘，採得去節須并上赤黄了，細剉用。其花名蓬蕽。若露出[6]及浮水中者，不堪用。

主治消渴客熱，止小便，五噎隔氣、煩悶吐逆不下食。水煎頓服之良，解食魚蟹中毒。前患[7]，取五兩剉，用水三鐘，煎至二鐘，無時服，甚效。

### 燈心草

味苦，氣微寒。無毒。

---

1 陳氣：原作“諸瘴”。據《素問·奇病論篇》云：“治之以蘭，除陳氣也”改。
2 以：原誤作“是”。據《素問·奇病論篇》云：“治之以蘭，除陳氣也”改。
3 脾瘴：原作“膽疽”。據《素問·奇病論篇》云：“名曰脾瘴”改。
4 水：原誤作“引”。據《證類本草》卷十四“芫花”條改。
5 染房：指作染紫色用。《本草經集注》：“卽是今染紫者。”
6 出：原作“屈”。據《證類本草》卷十一“蘆根”條引“陶隱居”改。
7 前患：據《證類本草》，“前患”當指前述“五噎喎氣，煩悶吐逆不下食”。“水煎頓服之良”，當屬“解食魚蟹中毒”的用藥法。

主治心腹邪氣，小便不利、淋閉，清心除煩。燒灰，取少許吹喉中，治急喉痹甚捷。塗乳上與小兒吮，止夜啼。

### 海藻

味苦、鹹，氣寒。沉也，陰中之陰。無毒。反甘草。

主利水道，通閉結之便。泄水氣，消遍身之腫。散癭瘤而治疝何難？消頸下結核極易。又療癰腫、癥瘕、堅氣，腹中上下鳴，下十二水腫，辟百邪鬼魅，氣疾急滿，疝氣下墜，腹疼痛，核腫。療皮[1]間積聚。

制法：用生烏頭同蒸一伏時[2]，日干；或洗去鹹味，焙乾。

### 昆布

味辛、鹹，氣微寒。無毒。凡海中菜，皆治癭瘤結氣，又癩卵腫，煮汁咽之。凡使用甑箄[3]同煮，從巳至亥，水漸添，勿令乾。煮去鹹味，焙乾，剉用。

主破疝氣，散癭瘤，治結硬水腫。與海藻同科。治癭瘤，治瘡之堅硬者，鹹能軟堅也。

### 藜蘆

味辛、苦，氣寒。有毒。黃連爲使。反細辛、芍藥、五參。惡大黃。

主治上膈風痰，蠱毒，咳逆，暗風癎病，中風不語，咽喉痹閉不通，泄痢腸澼，頭瘍疥瘙，惡瘡，殺諸蟲毒，去死肌。療噦逆，鼻中息肉，馬刀爛瘡。取一兩，濃煎防風湯洗過，微炒爲末，溫水下半錢，以吐爲度[4]。

制法：去蘆頭，用糯米泔浸一宿，焙乾。方用防風湯依法行。

### 白斂

味甘、苦，平，氣微寒。無毒。代赭爲使。反烏頭。

---

1　皮：原脱。據《證類本草》卷九“海藻”條補。

2　一伏時：一晝夜。

3　甑箄：蒸籠底層竹屜。《雷公炮炙論》有“敝箄淡鹵”的説法（即日常所用蒸籠里的竹片，能使鹽味變淡），故此處用之減少昆布的鹹味。

4　取一兩……以吐爲度：此方《證類本草》卷九“藜蘆”條引《簡要濟衆》，原用“治中風不省人事，牙關緊閉者”。

主治癰腫瘡疽，散結氣，止痛，除熱，目中赤，小兒驚癇、溫瘧，女子陰中腫[1]痛，下赤白，殺火毒。湯泡、火燒瘡及箭瘡。

### 白及[2]

味苦、辛，平，氣微寒。無毒。紫石英爲使。惡理石，畏杏仁。

主治癰腫惡瘡敗[3]疽，傷陰死肌，膚中邪氣，賊風鬼擊，痱[4]緩不收，殺白癬[5]疥瘡蟲。

### 蒼耳

味苦、甘，氣溫。無毒。其葉主治同。忌食猪肉。

主治諸風，頭風寒痛，風濕周痹，四肢拘攣痛，惡肉死肌，瘰癧，疥癬瘙癢。久服益氣，耳目聰明，強志輕身，填骨髓，暖腰脚。其葉最消食積，止透腦涕[6]。子能明目。葉解風纏。

制法：入藥炒用。

### 水萍

味辛、酸，氣寒。無毒。水中大萍，葉圓、闊寸許，紫背色者是[7]。

主治暴熱身熱，身癢，下水氣，長鬚髮，治消渴。煎湯沐浴，生毛髮。時行熱病，發汗有功。

### 牡丹皮

味辛、苦，氣微寒。無毒。畏菟絲子。入手厥陰心胞絡，足厥陰肝經，足少陰腎經。

---

1　腫：原誤作"毒"。據《證類本草》卷十"白斂"條引《本經》改。

2　及：原作"芨"，據《證類本草》卷十"白及"條改。

3　敗：原誤作"賊"。據《證類本草》卷十"白及"條改。

4　痱：原誤作"痺"。據《證類本草》卷十"白及"條改。痱，《説文解字》："風病也。"《靈樞·熱病》："痱之爲病也，身無痛者，四肢不收。"痱緩不收，卽中風四肢癱瘓。

5　癬：原誤作"薛"。據《證類本草》卷十"白及"條改。

6　透腦涕：卽腦漏、鼻淵。

7　水中大萍…紫背色者是：此處誤將二物混爲一談。水中大萍乃蘋科植物蘋 Marsilea quadrifolia L.，葉背紫色者爲浮萍科植物紫背浮萍 Spirodela polyrrhiza Schleid.。入藥以後者爲勝。

主除結氣，破瘀血，可行經下血，止痛祛邪，療驚癇、中風。療寒熱，續筋補骨，破癥膿，除癥堅。消腸胃積血，衄血、吐血，并痰中見血，宿血之要藥也。及治無汗骨蒸，産後寒熱似瘧，安五臟，療瘡癰，除時氣頭痛，客熱，勞[1]氣，腰痛，風噤，癩疾。

制法：去木，酒拌蒸，銅刀剉之。一名百兩金。惟山中單葉[2]、花紅者佳。

### 地膚子

味苦，性寒。無毒。卽掃帚子，極微細。

主除濕，去皮膚之風熱，明目，散瘕疝之惡瘡，利小便，水穀能分；益精氣，膀胱退熱[3]，又能補中強陰。

### 商陸

味酸、辛。降也，陽中之陽也。有毒。根名樟柳。有赤白二種，赤者不入藥，白者堪入藥。

主消水脹疝瘕之痹[4]，療胸中邪氣，痿痹；熨除[5]癰腫，殺鬼精物，疏五臟，散水氣，治腹滿。其味酸、辛，其形類人。其用療水，其效如神。

### 骨碎補

味苦，性溫。無毒。

主治破血折傷，克效。及治耳鳴耳聾。一名胡孫[6]薑。根生樹上。能補骨碎、折傷，因名之。

### 白頭翁

味苦，性溫。可升可降，陰中之陽也。無毒。

---

1　勞：原誤作“癆”。據《證類本草》卷九“牡丹”條改。

2　單葉：花單瓣。

3　膀胱退熱：《證類本草》卷七“地膚子”條引《本經》作“主膀胱熱”。

4　痹：原誤作“種”。據《證類本草》卷十一“商陸”條引《本經》“主水脹疝瘕痹”改。

5　除：原誤作“中”。據《證類本草》卷十一“商陸”條引《本經》改。

6　孫：原誤作“絲”。據《證類本草》卷十一“骨碎補”條改。

主治男子陰疝偏墜之腫，治小兒頭禿腥臚之瘡，療傷寒寒熱溫瘧之狂，破瘦瘤積聚之氣。鼻衄血無此不效，痢赤毒有此見功。并治金瘡，逐血止痛。

### 阿魏

味辛，氣平。無毒。多有偽假。試驗有三法：將半銖安於熟銅器中一宿，次早黏阿魏處白如銀者，一也；將一銖置於五斗草自然汁中，浸一宿，次早如鮮血狀，二也；將一銖安在樹[1]上，其樹立乾便是真，三也。

主除脾氣而辟臭氣，有真有假。破癥積及傳屍，殺蠱、殺蟲。其氣極臭而能去臭氣，能治食積、肉積，下惡氣，除邪鬼蠱。入調和以辟辛臭。

制法：置瓷[2]缽中，乳極細成粉用[3]。

### 蓽澄茄

味辛，性溫。無毒。似梧桐子。

主散腎冷，溫脾健胃，消腹脹，下氣寬膨，逐皮膚之風，辟鬼邪之氣，令人能食。可染髮及香身。

制法：去柄及皺皮，酒蒸，細杵用。

### 蓽撥

味辛，性大溫。無毒。

主溫中下氣，補腰脚，殺腥氣，消食，治胃冷，除轉筋霍亂，心疼痛連巔頂。又能下氣，消陰疝疝癖。

其根名蓽撥沒。主五勞七傷，除陰汗，消核腫。形似柴胡，色黑而硬。

### 馬藺花

味辛、酸，性溫。無毒。一名蠡實。非園中之李子。

主治皮膚寒熱，風寒濕痹，胃熱喉痹，堅筋骨，止風去濕及心腹煩滿，利大小便，令人嗜食，長肌肥大。治喉痹，以蠡實花葉煎汁含，細咽之。多服令人溏泄。

---

1 樹：《證類本草》引《雷公炮炙論》，"樹"前有"柚"字。

2 瓷：原作"磁"，同"瓷"，據改。

3 乳極細成粉用：《雷公炮炙論》作："研如粉了"。《本草綱目》引作"乳缽研細"。

### 淫羊藿

味辛,性寒。無毒。一名仙靈脾[1]。山藥爲使。生西川北郡[2],有淫羊,一日百遍合,蓋食此藥所致,因名。

主治陰痿、絕傷,莖中痛,療風冷,補陰虛而助陽,益氣力,能堅筋,強志,消瘰癧。又治赤癩,利小便。下部有瘡,洗可出蟲。丈夫久服,令人無子,使人好爲陰陽事。

制法:每一鎰用羊脂四兩,拌匀,炒過,待霍合[3]爲度。

### 狗脊

味苦、甘,平,性微溫。無毒。草麻爲使。惡敗醬。

主治腰疼脚氣,強筋骨,扶老補虛,治背強膝痛,周痹寒濕。利老人失溺,丈夫行步艱難,女人傷中。便於俯仰。

制法:用酒拌蒸。

### 白鮮[4]皮

味苦、鹹,氣寒。無毒。惡螵蛸、桔梗、茯苓、萆薢。

主治頭風,壯筋弱而療足膝頑痹,利小便,止淋瀝,女子陰中腫痛,經水不通,濕痹、風癬、死肌,不可屈伸、起止行步,四肢不安。時行腸[5]中大熱飲水,欲走大呼,小兒驚癇,婦人產後餘痛。治疸,通淋及咳逆。

### 茅根

味甘,性寒。無毒。卽白茅花根。

主治勞傷虛羸,補中益氣,止吐、衄血,消瘀血血閉,寒熱煩渴,通淋利小便,去腸胃中寒熱,婦人崩中。又能堅筋。

白茅花:止吐、衄血。

茅鍼:搗汁傅金瘡良。

---

1 脾:原誤作"皮"。據《證類本草》卷八"淫羊藿"條引《唐本草》改。
2 郡:《證類本草》卷八"淫羊藿"條引"陶隱居"作"部"。
3 霍合:義不明。《證類本草》卷八"淫羊藿"條引"雷公"作"脂盡"。
4 鮮:原作"薛",據《證類本草》卷八"白鮮皮"條改。
5 腸:《證類本草》卷八"白鮮皮"條引"別錄"作"腹"。

## 劉寄奴

味苦，氣溫。無毒。去莖葉，用實。

主破血行經，療湯火金瘡之毒，下脹氣。多服冷，令人壽[1]。因劉裕乳名"寄奴"，常將此草療金瘡效，因名之。

## 貫衆

味苦，微寒。有毒。

主治心腹中熱氣，諸熱毒，殺寸白及諸蟲，破癥瘕。止鼻紅[2]，治頭風，傅金瘡。

葉：治惡瘡，令人泄。

## 葫蘆巴[3]

味溫[4]，無毒。子結細莢。

治虛冷疝氣，好補元陽。主腎冷疝瘕偏墜。得桃仁、茴香，逐膀胱疝氣甚效；得硫黃、附子同用，專補腎冷而虛。又主胸脅脹滿，面色青黑。

## 預知子

味苦，性寒。無毒。

主殺蟲，療蠱，治諸毒。傳云：取二枚綴領上，遇蠱毒物則聞其有聲，當便知之。有皮殼，其實如皂莢子，去皮研服之，效。

## 茵芋

味苦，溫，氣微溫。有毒。一名莞草。葉似石榴。

主滅風濕之痛，理寒熱似瘧。治心腹痛，通關節，療寒熱濕痺、羸瘦，久患風濕走注，四肢脚弱。

---

1 多服冷令人壽：本品性溫，《證類本草》卷十一"劉寄奴"條引《唐本草》云"多服令人痢"，與此大異。

2 鼻紅：即鼻衄。

3 巴：原作"芭"，據《證類本草》卷十一"葫蘆巴"條改。

4 味溫：似有脫字。《本草綱目》第十五卷"胡盧巴"作"苦大溫"。供參考。

## 萎蕤

味甘，平，性溫。降也，陽中之陰。無毒。畏鹵鹹。與鉤吻、黃精相似，但萎蕤節上有毛，莖斑，葉尖處黃點是真。

主治中風暴熱，不能動搖，跌筋結肉，諸不足，心[1]腹結氣，虛熱濕毒腰痛[2]，莖中寒及目痛、淚出、眼爛。久服去面黯。

## 草決明

味鹹、苦、甘，性微寒。無毒。

主治目盲淫膚，眼中赤白膜，腫痛淚出，療脣青。久服益睛光，能和肝氣而明目，瀉肝熱袪風。解蛇毒。貼腦上止鼻紅。裝枕內勝黑豆，能止頭痛而明目。

## 萱草根

味甘，涼，無毒。一名鹿葱。

主治女人沙淋如粉，酒疸黃色通身，下水氣，兼除鼻衄，療五隔而消癭腫。又治小便赤澀，身體煩熱。妊婦帶其花，卽生男子，因名宜男草也。其性下走陰分，又嵇康《養生論》云："合歡蠲忿，萱草忘憂"是也。研汁一盞，入薑汁半盞，細細呷之，治大熱鼻紅。

## 赤箭

味辛，氣溫。卽天麻苗也。一名定風草。有風不動，無風自搖，與御風草相似。注詳見天麻下。

主殺鬼精物及蠱毒惡氣，消癭腫、肢滿，疝，下血。久服益氣力，長陰肥健。

## 豨薟草

味苦、鹹。有小毒。一名火薟。採苗葉，暴乾，九蒸九曬，蜜丸。久服輕身延年，消痰活血，治左癱右瘓，效不可言。四十外卽常服之說。

主治熱蠿煩滿不能食。生搗汁，服三四合。多則令人吐。

---

1　心：原脫。據《證類本草》卷六"女萎萎蕤"條補。
2　痛：原脫。據《證類本草》卷六"女萎萎蕤"條補。

### 蒲公英

味甘，平。無毒。卽蒲公草，開黃花似菊花，處處有之。三月開花，麥熟有之，質甚脆，折之有白汁。四時常開花，花罷飛絮，絮中有子，落處卽生。入陽明、太陰二經。一名地丁。

主化熱毒，消惡腫結核，解食毒，散滯風。同忍冬藤煎，入酒引之，治婦人乳癰，服之卽睡，睡覺，其病可安[1]。搗爛封之，亦消癰及疔腫效。

### 漏蘆

味苦、鹹，性大寒。無毒。俗呼莢蒿，一名野蘭。入足陽明胃本經藥。

主治皮膚熱，惡瘡疽痔，治濕痹。下乳汁，止遺溺。熱氣瘡癢如麻豆行，可作湯浴。通小腸，泄精尿血，療乳癰，益氣，聰耳明目。

### 蓖麻子

味甘、辛，氣平。有小毒。形如巴豆，有黃黑斑點。

主治水癥，水研二十粒服之，吐惡沫，加至三十枚，三日一服，差則止。又治風虛[2]寒熱，身體瘡癢浮腫，尸疰惡氣，筆取油塗之。此屬陰，能出有形質之滯物[3]，故能取胎產胞衣、剩骨膠血[4]者。用其葉，治脚風腫。又油塗葉炙熱，熨顖上，止鼻衄。性善收，能追膿取毒。葉治脚氣，風腫不仁，搗蒸傅之。

制法：連殼、皮用鹽湯煮半日，去皮、殼，取仁研用。大治產難胎衣不下，并下死胎。

### 茜根

味苦，性寒。無毒。畏鼠粘。與赤柳[5]草相似，勿誤用，令人患眼障，速服甘草湯解之。用銅刀切，忌鐵、鉛。

---

1　服之……可安：《本草衍義補遺》作："服罷，隨手欲睡，是其功也。睡覺，病已安矣。"李時珍引作："服罷欲睡，是其功也。睡覺微汗，病卽安矣。"
2　虛：原脫。據《證類本草》卷十一"蓖麻"條補。
3　能出有形質之滯物：原作"出形之滯物"。據《本草衍義補遺》"蓖麻"條補正。
4　胎產胞衣剩骨膠血：原作"產胎衣剩骨療血"。據《本草衍義補遺》"蓖麻"條補正。
5　柳：原誤作"脚"。據《證類本草》卷七"茜根"條引"雷公"改。

主治風寒濕痹、黃疸，補中，止吐血、下血、內崩，膀胱不足，蹉跌，蠱毒。久服益精氣，輕身。可以染絳。

### 羊躑躅

味辛，溫。有大毒。其花似萱草花，甚不可服，誤則令人顫抖，昏倒一晝。如用，可拌燒酒蒸三次，卽無慮矣。同它羅花[1]、川烏、草烏合末，卽蒙汗藥。

主治賊風在皮膚中，淫淫痛，溫瘧，惡瘡毒，諸痹，邪氣鬼疰，蠱毒。能治痛風。

### 夏枯草

味苦、辛，氣寒。無毒。王瓜爲使。

主治寒熱瘰癧，鼠瘻頭瘡，破癥，消瘻瘤結核，脚腫濕痹，散結氣。有補厥陰肝經血脉之功。退寒熱，虛者可伏。若實者，用行散之藥佐之。

### 菴䕡子

味苦，微寒，微溫。有毒。荊實、薏苡爲使。

主治五臟瘀血，腹中水氣，臚脹留熱，風寒濕痹，心下堅，膈中寒熱，周痹，婦人月水不通，消食明目，祛食。

### 營實

味酸，溫，氣微寒。無毒。卽薔薇花也。粗布拭去黃毛，用漿水拌濕，蒸一宿，至明日出，乾。

主治癰疽、惡瘡，結肉跌筋，敗瘡熱氣，陰蝕不瘳[2]，利關節，益氣。

根：止泄痢腹痛，五臟客熱，除邪逆氣，疽癩諸惡瘡，金瘡傷撻，生肉復肌。

### 絡石

味苦，溫。無毒。杜仲、牡丹爲使。惡鐵。畏貝母、菖蒲。用粗布拭去莖

---

1 它羅花：卽曼陀羅花。

2 瘳：原誤作“療”。據《證類本草》卷七“營實”條改。

蔓上毛,甘草水浸一伏時,日干。

主治風濕死肌,癰腫不消,喉舌腫不通,水漿不下。大驚入腹,除邪氣,養腎,主腰膝痛,堅筋骨,利關節,明目,潤顏。

### 生卷柏

味辛、甘,微寒。無毒。

主治五臟邪氣,女子陰中寒熱痛,癥瘕血閉,絶子。止咳逆,治脱肛,散淋結,頭風眩,痿蹶,强陰益精,令人好容顏。

### 麥句薑[1]

味甘,寒。無毒。垣衣爲使。

主治瘀血、血瘕欲死,下血,止血,利小便,除小蟲,去痹,除胸中結熱,止煩渴,逐水,大吐下。久服輕身耐老。

### 丹參

味苦,微寒。無毒。畏鹹水。反藜蘆。一名赤參。一名木羊乳。

主治心腹邪氣,腸鳴幽幽如走水,寒熱積聚,破癥除瘕,止煩滿,益氣,養血,去心腹痼疾結氣,腰脊强脚痹,除風邪留熱。久服利人。

### 景天

味苦、酸,平。無毒。一名救火,又名慎火。

主治大熱火瘡,身熱煩,邪惡氣,諸蠱毒,寒熱風痹,諸不足。

花:治女人漏下赤白。又云:養之于屋上,能避火。

### 沙參

味苦,微寒。無毒。一名白參。惡防己。反藜蘆。

主治血積驚氣,除寒熱,補中,益肺氣。療胃痹心腹痛,結熱邪氣頭痛,皮間邪熱,安五臟。

---

1　麥句薑:《證類本草》卷七正名爲"天名精",又別名"地菘"等。

## 王不留行

味甘、辛，平。無毒。

主治金瘡止痛，逐血出刺，除風痺內寒，止心煩鼻衄，癰疽惡瘡瘻，乳癰，婦人難產。

制法：漿水拌一宿，焙乾，酒拌蒸用。

## 白花藤

味苦，寒。無毒。凡使勿用菜花藤[1]，相似，其味酸澀。

主解諸藥、菜、肉中毒，酒漬服之。主虛勞風熱。生嶺南。

制法：採取去根，陰乾用。

## 石龍芮

味苦，平。無毒。大戟爲使。畏蛇蜕、吳茱萸。

主治風寒濕痺，心腹邪氣，利關節，止煩滿，平腎胃氣，補陰氣不足，失精莖冷。久服皮膚光澤，令人有子。

## 敗醬

味苦、鹹，平。無毒。採根暴乾用。

主治暴熱火瘡赤氣，疥瘙疽痔，馬鞍熱氣[2]，癰腫，浮腫結熱，風痺不足，及產後痛。其葉似豨薟，根似柴胡，如敗豆醬，故名。

## 酸漿

味酸、平，寒。無毒。

主治熱煩滿，定志益氣，利水道。產難，吞其實立產。一名醋醬，今酸醬草是，江東人呼曰苦葴[3]。

---

1　藤：原脫。據《證類本草》卷八“敗醬”條補。
2　熱氣：原脫。據《證類本草》卷八“敗醬”條補。
3　葴：原誤作“箴”。據《證類本草》卷八“酸漿”條改。

## 大青

味苦，大寒。無毒。

主療時氣頭痛，大熱口瘡。傷寒方中多用，出江東諸郡。

## 王瓜

味苦，寒。無毒。

主治消渴内痹，瘀血月閉，寒熱酸疼，益氣愈聾。療氣熱結，散鼠瘻、癰腫、留血，婦人帶下，止小便及不禁，逐四肢骨節間水，療馬骨刺人瘡，下乳汁。生魯地及牆垣間。

## 澤蘭

味苦、甘，微溫。無毒。防己爲使。採掛屋南角令乾。

主治乳婦内衄，中風餘疾，大腹水腫，身面四肢浮腫，骨節中水，金瘡癰腫，産後金瘡，瘡膿内塞。凡用須要識別雌雄，其形不同：大澤蘭形葉皆圓，根青黄，能生血調氣與榮合。小澤蘭迥[1]別，採看葉上斑，根須尖，能破血通積久。

根名地笋。利竅，通血脉，排膿。治血上鼻紅、吐血，産後心腹痛，一切血痛。肥白人。産婦可作蔬菜食，甚佳。

## 白藥

味辛，溫。無毒。苗名剪草。主治諸瘡疥癬瘡。

主治諸瘡，生肌。又能解野葛、生金、巴豆藥毒，消痰止嗽。生原州，九月九日採。

## 葒草

味鹹，微寒。無毒。即水紅花。一名鴻薆[2]。

主治消渴，退熱，明目益氣。似馬蓼而大，好生水傍。

---

1　迥：原誤作“通”。據《證類本草》卷九“澤蘭”條改。
2　薆：原誤作“鴣”。據《證類本草》卷九“葒草”條改。

## 甘松香

味甘，溫。無毒。

主治惡氣，卒心腹痛滿。兼用合諸香。叢生葉細。

## 王孫

味苦，平。無毒。

主治五臟邪氣，寒濕痹，四肢痠疼，膝冷痛，療百病，益氣。楚名王孫，齊名長孫，吳名白功草。

## 茅香花

味苦，溫。無毒。

主治中惡，溫胃止嘔吐，療心腹冷痛。葉苗可作浴湯，辟邪氣，令人身香。

## 莨菪子

味苦、甘，寒。有毒。頗似五味核而極小，又與蒼葈子相似，時人多雜之，但其子赤[1]可辨。

主治齒痛出蟲，肉痹拘急，使人健行、見鬼[2]，療癲狂風癇，顛倒拘攣。多服令人狂走。久服走如奔馬，強志益力通神。

制法：黃牛乳汁浸一宿，看牛乳汁黑即真也。每十兩以頭醋一鎰，煮乾醋爲度，曬乾。有大毒，別搗重篩。誤服衝人心，大煩悶，眼生遑火。

## 鉤吻

味辛，溫。有大毒。半夏爲使。惡黃芩。一名野葛。與地精苗莖相似，其地精能殺人，勿誤用誤餌。

主治金瘡乳痓，中惡風，咳逆上氣，水腫，殺鬼疰蠱毒，破癥積，除脚膝痹痛，四肢拘攣，惡瘡疥蟲，殺鳥獸。一名野葛。折之青煙出者名固活。甚熱，

---

1 赤：原誤作“亦”。據《證類本草》卷十“莨菪子”條改。
2 見鬼：《證類本草》卷十“莨菪子”條引《本經》此前有“通神”二字。

不入湯。生傅高山谷、會稽東[1]野。

制法：採，細剉，研汁入膏中，用治人身惡瘡，效。

### 青葙[2]子

味苦，微寒。無毒。與思蕢子、鼠細子相同，而味各別，煎之有涎是。

主治邪氣皮膚中熱，風瘙身癢，殺三蟲、惡瘡、疥虱痔蝕，下部䘌瘡。子名草決明，一名草蒿。

採莖葉，陰乾。

### 羊蹄根

味苦，寒。無毒。走血分，令人六腑滑泄。

主治頭秃，疥癬瘙癢，除熱。女子陰蝕、浸淫疽痔，殺蟲。

### 狼毒

味辛，平。有大毒。大豆爲使。惡麥句薑。

主治咳逆上氣，積聚飲食，寒熱水氣，胸中積癖，惡瘡，鼠瘻，疽蝕，鬼精，蠱毒。殺飛鳥走獸。陳而沉水者良。

### 馬鞭草

味辛，涼。無毒。

主治下部䘌瘡，癥瘕血塊，月經不通，血氣肚脹。

### 苧根

味甘，平。無毒。

主治小兒赤丹。其漬苧汁，療渴。根能安胎，治婦人下血，服金石藥心熱，可解毒，大能補金而行滯血。方藥鮮用，故表而出之。

### 甘蕉根

味甘，寒。無毒。

---

1 東：原脫。據《證類本草》卷十“鉤吻”條補。

2 葙：原作“箱”，據《證類本草》卷十“青葙子”條改。

主治癰腫結熱。卽芭蕉，但有花汁，無實。今言花甘露，味甘冷，不益人。

### 續隨子

味辛，溫。無毒。一名千金子，又名拒冬。

主治婦人血結月閉，癥瘕疢癖，瘀血蠱毒，鬼疰心腹痛，冷氣脹滿，利大小腸，除痰飲積聚，下惡滯物。

莖中白汁，剝人面皮，去黶䵴。苗如大戟。

### 金星草

味苦，寒。無毒。此草惟生一葉，色青，長一二尺。至冬大寒，葉背生黃星點子，兩行相對如金色。其根盤屈，似細竹根，折之有筋如鬘[1]。

主治癰瘡疽[2]毒，大解硫黃及丹石毒。發背癰腫結核，用葉和根，酒煮服之，百藥毒悉下。又可作末，冷水調服，并塗傅發背瘡腫效。

根碎之，浸油塗頭，可生毛髮。戎州産者佳，常生背陰石上淨處，及竹箐中不見日處，淩冬不凋。和根採之，風乾。又名金釧草。

### 鶴虱

味辛，平。有小毒。

主蛔蟯蟲，用之爲散，以肥肉臛汁服方寸匕。亦丸、散中用。生西戎。

### 蚤休

味苦，微寒。有毒。

主治驚癇，搖頭弄舌，熱氣在腹中，癲疾，癰瘡，除蝕，下三蟲，去蛇毒。一名蚩休，又名重臺。

### 山慈菰

有小毒。

---

1 鬘：原作“䰄”。同“鬘”，據改。
2 疽：原作“疳”。據《證類本草》卷十一“金星草”條改。

主治癰腫瘡瘻，瘰癧結核等病。醋摩之，亦剝人面皮，除皯䵟。一名燈花。葉似車前，根如慈菰[1]。

### 馬勃
味辛，平。無毒。紫色如狗肺，彈之粉出。
主治惡瘡，馬疥，凍瘡。生園中久腐處。今人呼爲馬𡑡勃。

### 海金沙
主通利小腸。得梔子、馬牙硝、蓬砂，療傷寒狂熱。

### 雞冠子
涼，無毒。
主治腸風瀉血，赤白痢，婦人崩中帶下。入藥炒用。

### 草烏
味酸，平，性溫。可升可降，陰也。無毒。
主收肺氣，除煩止渴。治瀉痢，調質和中。

### 川烏
味辛，性熱。浮也，陽也。有毒。
主散諸風之寒邪，破諸積之冷痛。破積，有消痰、治風痹之功。

---

1　如慈菰：三字原脫。據《證類本草》卷十一"山慈菰"條改。

# 卷中

錢塘　元實甫　梅得春　編集

馬平　夷仲甫　陸可行　考訂

楚零　可貞甫　王有恒　同校

周南　君采甫　王納諫　梓行

　　　楚靖　後學　陳謨　謄次

# 木部第二 計八十九味[1]

## 桂

味甘、辛，性大熱。有小毒。浮也，陽中之陽。得人參、熟地黃、紫石英良，惡生葱。

按：氣之薄者桂枝也，氣之厚者肉桂也。氣薄則發泄，桂枝上行而發表；氣厚則發熱，肉桂下行而補腎。此天地親上親下之道也。故謂之曰：勞傷須肉桂，斂汗用桂枝。俱可行經破癖。炒過，不墮胎兒。又云"官桂"者，桂乃多品，取其品之高者，可以充豇[2]，而名之，貴之之辭也；曰"桂心"者，皮之肉厚，去其粗而無味，止留近木一層而味辛甘，名之曰"心"，美之之辭也。又幾種：菌桂能養精神，牡桂可利關節，柳桂堪治上焦。所以各分義治者也。柳桂，桂之極嫩條也。

桂枝入足太陽經，治傷寒頭痛，能開腠理，解肌表，去皮膚風濕，洩奔豚。入上焦，能橫行手臂，領諸藥至痛處，止痛及風，并止表虛自汗。桂虛能補，此大法也。仲景救表用此，非表有虛，以桂補之。衛[3]有風邪，故病自汗。此以發其邪，衛[4]和則表密，而汗自止。亦非桂枝能收而用之也。是故《內經》以其"辛甘發散"之義。凡治傷寒，春分後當忌之。

肉桂入手少陰心、足少陰腎二經，屬陰，與火邪同。故曰寒因熱用，而與知母、黃柏同用，有補腎之功，故十全湯用之，引歸腎經，且能行血而療心痛，止汗如神。治一切風氣，補五勞七傷。入腎治下焦寒冷腹痛，溫中止卒心痛，利肝肺氣，通九竅，利關節，暖腰膝，療霍亂轉筋，破痃癖癥瘕，消瘀血，通月經，能墮胎，主風濕冷痹，骨節攣縮，續筋骨，生肌。

## 茯苓

味甘、淡，性溫。無毒。可升可降，陽中之陰也。惡白斂、地榆、雄黃、秦艽、龜甲。忌醋及酸物。入手太陰肺經、足太陽膀胱經、足少陽膽經藥。

白者利竅而除濕，益氣而和中。大便多而能止，小便結而能通；心驚悸而

---

1　計八十九味：原無，據目錄補。目錄原脫一味，故實數爲"九十"味。
2　豇：音 gòng（貢）。本義爲"到"，此處通"貢"。
3　衛：原誤作"謂"。據《本草衍義補遺》"桂"條改。
4　衛：原誤作"微"。據《本草衍義補遺》"桂"條改。

能保，津液少而能生。補虛勞在心脾有益，治逆氣連胸脅多功。又治憂恚[1]驚邪，心下結痛，寒熱煩滿，咳逆口乾，止消渴好睡，除濕益燥，利膈中痰水，肺痿痰壅。調胃氣，伐腎邪，降肺火，益氣力，保神守中，利腰臍間血。久服安魂養神，不飢延年。又治產後血虛發熱，輕者可用此味，淡滲其熱。得松之餘氣而成，屬金，仲景利小便多用之。此暴病、新病之要藥也。若陰虛者，不宜多服。

### 赤茯苓

入足太陽膀胱經，手少陽三焦經，足少陰腎經。忌、畏同前。

主利小便，分水穀，破結氣，止瀉痢，小便淋瀝，滯澀不通，消水腫。與澤瀉同用，利小便，導濕。

凡使，去皮，水淘去赤筋，則不損人眼目。白者入壬癸，赤者入丙丁[2]。

### 茯神

味甘，氣平。無毒。

主寧心益脾，利驚，開心定智，辟鬼安魂。治風眩恚怒，勞乏心虛，養神保睡，口渴健忘，大有功效。又治心下急痛堅滿。人虛而小便不利者，加而用之。

### 琥珀

味甘，氣平。純陽。無毒。

主治五淋，利小便，安五臟，定魂魄，殺鬼精蟲毒，明目磨翳，止心痛，破癥結，消瘀血。又治產後血迷血暈，合金瘡，生肌止血。若血少而小便癃閉者勿用。乃松脂所化。以手摩熱，可拾芥者爲真。

### 松脂

味苦，氣溫。無毒。

---

1　恚：原誤作"慧"。據《證類本草》卷十二"茯苓"條改。此書常將"恚"誤作"慧"，此下徑改。

2　白者……丙丁：壬癸爲水，丙丁爲火。李時珍對此有評議："李杲復分赤（茯苓）入丙丁，白（茯苓）入壬癸。次其發前人之秘者。時珍則謂茯苓、茯神，只當云赤入血分，白入氣分，各從其類，如牡丹、芍藥之義，不當以丙丁、壬癸分也。若以丙丁、壬癸分，則白茯苓不能治心病，赤茯苓不能入膀胱矣。"

主補五臟，除熱及胃中伏熱，咽乾消渴，風氣死肌，歷節風，惡風癩疾，癰疽惡瘡，頭瘡白禿[1]，疥癬，風痹。殺蟲，牙痛少許咬之，蟲自死。貼諸瘡，生肌止痛。久服延年。

松花：多食能發上焦熱病，慎之。

制法：凡入藥，用河水煮，或白酒煮軟，白滑可用。

## 槐角實

味苦、酸、鹹。無毒。景天爲使。

主治五內邪氣之熱，止口流痰唾之涎。補絶傷而醫五痔，催生產而療火瘡。婦人乳瘕可治，子臟急痛能痊。男婦陰瘡濕癢、產門癢痛堪瘳。久服明目，補腦益氣，鬚髮不白，亦且延年。若用催生墮胎，只吞七粒即下。

枝：煎湯洗諸瘡，陰囊下濕癢。

皮：治爛瘡。

根：治寒熱。

膠：主治一切風，化涎，肝臟風，筋脉抽掣，及小兒急驚風、口噤，或四肢不收，頑痹，并毒風周行如蟲行，及破傷風，口眼喎斜，腰背強硬。任作湯、丸煎服。

凡使，採，揀去單子及五子者，只用兩三子者佳。

## 槐花

味苦，無毒。

治五痔心痛，眼赤，殺五臟蟲及熱，去皮膚風，并腸風瀉血，赤白痢疾，俱炒用。

葉：煎湯，治小兒驚癇壯熱，疥癬及疔腫。皮、莖同槐花。染家作色。採時收其未開含蕊，煮一沸出之。

制法：槐實，銅槌碎之，用烏牛乳拌一宿，在十月以上[2]採。

---

1 禿：原作「痛」。同「禿」，據改。

2 十月以上：《本草圖經》作「十月采老實入藥」。又古方有十月上巳日采槐子之說。可互參。

## 柏子仁

味辛，氣平。無毒。桂、牡蠣爲使。畏菊花、羊蹄根、諸石及麪麴。

主養心脾而有益，定驚悸而安神。去五臟之風濕，補虛損之腰疼。腰中重，腎中冷，燥亦能潤；頭中風，陰中瘻，陽道能興。益氣兼除恍惚，久服耳目聰明，不飢延年。

凡使，去殼取仁，微炒用。

## 側[1]柏葉

味苦、澀，氣微溫。無毒。使同柏子仁。

主治吐血、衄血、痢血，及婦人血山崩，療赤白淋、石淋、淋濁，能清除濕痹，益氣輕身，令人可耐寒暑，止饑燥濕，乃補陰之藥也。但性多燥，久服大益脾土，以滋其肺。炙，罨凍瘡。

凡使，取新鮮扁柏枝，清水洗淨，搗汁用。

## 枸杞子

味苦[2]，微寒。無毒。出甘州者佳。

主治五内邪氣，熱中消渴，周痹風濕，下胸脅間氣，客熱頭痛，補内傷大勞噓吸，強陰益精，利大小腸，去皮膚骨節間風，及腎家風眼赤痛，風癢障[3]膜。久服堅筋骨，明目，耐寒暑，血虛人用之良。

制法：用溫水微泡，漉出，取肉去核。

## 地骨皮

味苦，平，性寒。升也，陰也。無毒。入手少陽三焦經、足少陰腎經藥。

主療在表無定之風邪，治傳屍有汗之骨蒸。退熱除蒸，治虛勞藥必用之藥。又去肌肉間熱，消渴及風濕痹，堅筋骨，補内傷，涼血強陰，利大小腸。

凡使，去木用皮，水洗。

---

1 側：原作“則”。據目錄改。
2 味苦：《證類本草》卷十二“枸杞子”條引《藥性論》云“味甘平”，義長。
3 障：原誤作“瘴”。據《證類本草》卷十二“枸杞子”條引《藥性論》改。

## 黃蘗

味苦，平，氣寒。沉而降，陰也。無毒。惡乾漆。入足少陰腎經、足太陽膀胱經藥。

主瀉下焦隱伏之龍火，安上焦虛噦之蛔蟲，臍下痛。單制[1]而能除腎不足，生用而能補療諸瘡。涼肝明目，解熱毒毋遺；治痞厥血痢癰疽，利濕熱不可缺。療黃疸并五臟腸胃中結熱，女子崩屬熱者，瀉膀胱熱，小便赤澀、腸痔，諸痿脚膝無力，癱疾必用之藥。降相火，療骨蒸勞熱，陰痿鼻紅，吐血心痛，小腸虛痛及腫，下焦濕腫；女子漏下赤白，陰傷蝕[2]瘡；男子腎莖痛、瘡痛，煮汁洗，研末敷之效。救腎水而瀉陰中之伏火，加細辛瀉膀胱之火，消莖中之腫；炒而加澤瀉，治小便赤澀；與知母、肉桂用，俱陰，同滋腎氣而瀉下焦之火；以酒洗用，治冬天少火在泉發燥也。此藥能降其力上之氣，大瀉陰火，正謂補陰則火自降。須炒褐色，與蒼术同用，治痿、治濕，以其有降火收濕之功。佐乾薑炮黑，以治濕熱。配細辛爲末，治口瘡神效，又治禿瘡。

制法：取緊厚鮮黃者爲上。凡用，刮去粗皮，蜜水浸，曬乾，再加蜜塗，炭火上炙焦用。若行下部，用鹽水炒，火盛者亦然。俱先去粗皮而後制。

## 山茱萸

味酸、澀，氣平，微溫。陰中之陽也。無毒。蓼實爲使。惡桔梗、防風、防己。入足厥陰肝、足少陰膽經。

主治頭暈，溫中下氣，調月水，治疝，強陰。陽道衰，能堅長陰莖；腎髓竭，可秘精補元。逐心下寒熱之邪，療頭風鼻塞之症。通耳閉而殺三蟲，暖腰膝而厚腸胃。去面目痿黃，又除白皰，逐寒濕出汗。且止小便，利九竅，可安五臟，明眼目，強力益氣。

制法：用溫水泡一頃，取肉去核，每斤止可取肉肆兩。其核能滑精，慎勿誤入藥。

---

1 單製：用一種方法炮製，入腎多用鹽或童便製。本品有二製、三製、四製之法，常用酒、醋、童便、蜜、人乳等分別浸製。
2 蝕：原誤作“蠋”。據《證類本草》卷十二“黃蘗”條改。

## 竹葉

味苦、甘、平，氣寒。陰中之微陽。無毒。簹竹、淡竹爲上，苦竹次之，餘竹不入藥。

主涼心火，除新舊之煩熱；止喘促，去氣勝之上衝。

簹竹葉：能除咳逆，急筋瘡惡[1]。亦能醫喉閉風痙兼嘔吐，并殺小蟲。其根可作湯，益氣止渴，補虛下氣，消毒。瀝：主治風痙。實：通神明，輕身益氣。

淡竹葉：味辛、平，大寒。主治胸中之痰熱，下咳逆之氣。

竹茹：微寒，主治嘔逆寒熱，吐血崩中，溢筋噎隔，衄血，并虛煩不眠。

## 苦竹葉

瀝：均療口瘡，止目痛，利九竅。

笋：味甘，無毒。主治消渴，利水道，益氣。可炙食。

## 竹瀝

味甘，氣寒。無毒。淡竹：《圖經》云：謂肉薄、節間有粉者是也。俗名水竹，以其水濕處生，故名之。其簹竹，即今筋竹也。本草入藥，但其味薟難服，故不多用。

主治卒中風，失音不語，風痹，胸中大熱，顛狂煩悶，頭痛頭風，皆因熱及痰症，并妊婦頭旋倒地；能安胎，治子煩；除陰虛大熱痰盛，氣虛少食。且消虛痰風火痰。又治痰在四肢及皮里膜外，胸膈之間，非此不能開達。治小兒驚癇天吊，大人顛狂或健忘，且能養血。雖本草不言，然丹溪多用之。大抵筍可食者即可用矣，何寒之有？

取瀝法：將竹截作短股，兩頭去節，中間留節劈開，置磚二片，將竹架之，下生炭火，炙逼瀝出，兩頭用瓷器接之。

## 杜仲

味辛、甘，氣溫。沉而降，陽也。無毒。惡蛇蛻[2]、玄參。入足少陰腎經藥。

---

1 急筋瘡惡：《證類本草》卷十三"竹葉"條引《本經》作："溢筋，急惡瘡。"
2 蛻：原作"脫"，通"蛻"。雖爲通假字，然此處乃藥名，改用常用藥名。後同不注。

主強志，壯筋骨，滋腎，止腰痛，酥炙去其絲，功效如神應。壯骨添精，治腰膝之腫痛；堅筋補損，療足弱之難行。風冷遺瀝能除，脊強直風可豁，陰中濕癢卽潛消。久病之人加氣力。

制法：削去粗皮，剉斷。或酥炙，或薑汁，或鹽水，或糯米湯炙去絲用。

### 藿香

味甘、辛，氣微溫。無毒。入足陽明胃經藥。

主開胃，進飲食，止嘔，療心痛。定霍亂而辟惡氣，除口臭而散寒邪。助脾快膈，辟瘴氣，治寒瘧，止嘔逆之良劑也。胃寒及不和而少食者，加而用之。

### 厚朴

味苦、辛，氣溫。沉而降，陰中陽也。無毒。乾薑爲使。惡澤瀉、寒水石、硝石。

主苦能下氣，去實滿而洩除腹脹；溫能益氣，散濕滿而散結調中。溫脾胃，去嘔膨，清痰亦驗；通經水，消穀食，止痢安蟲。治初痢者，以瀉凝滯之氣，不宜久服。治腹脹者，因味辛以泄氣聚于下焦也。又厚腸胃，安腹中長蟲。孕娠忌用。

制法：削去粗皮，薑汁炒。用川中厚紫有油[1]佳。

### 烏藥

味辛，氣溫。無毒。産天台者佳。入足陽明胃、足少陰腎經藥。

主寬中順氣，補中益氣，婦人血氣，一切冷氣攻、翻胃，利小便，治中惡心腹痛，蠱毒鬼忤，宿食不消，天行疫瘴，膀胱腎冷氣攻衝背脊，小兒腹中諸蟲。除一切風，并一切癥瘕疥癩及貓犬百病，皆可磨服，大調諸氣。

### 益智子[2]

味辛，氣溫。無毒。入足少陰腎經、手太陰肺經、足太陰脾經藥。主治君心、相包二火。

---

1 厚紫有油：指厚朴（樹皮）肉厚、色紫，用指甲劃其內皮，可見油痕。俗稱"紫油厚朴"，乃佳品。

2 子：原脫，據目錄補。

主安神定志，益氣和中，補不足，調諸氣，去脾胃中寒邪，止嘔噦及遺精、虛漏，小便頻數，遺瀝。人多涎唾，當入補中湯。兼用治小水多者，取二十四枚，去殼，鹽水煮服，奇驗。

凡使，去皮殼。

## 豬苓

味甘而淡、苦，性溫。陽中之陰，升而微降。無毒。入足太陽膀胱經，足少陰腎經藥。

主除濕腫，體用兼備，利小便澀滯，能通解傷寒大熱，發汗，治瘟疫痎瘧，消中，殺毒蠱疰不祥，燥亡津液可療。又治腫脹滿從脚上至小腹，婦人子淋、子腫。行水之功最多，無[1]濕症者勿用，久服則消腎水，昏目。

## 巴豆

味辛，性熱。浮而沉，陽中陰也。有大毒。芫花爲使。惡蘘草，畏大黃、黃連。生巴郡，故名之。性急通利，因名江子。

主削堅積，蕩臟腑之沉寒，通閉塞，利水穀之道，踏[2]利痰水，能破積結，宣腸胃泄瀉脹膨。斬關奪門之將，不可輕用。能導氣，化食，去惡肉，排膿，除鬼毒蠱疰邪物，通月經，下爛胎，主金瘡膿血。不利丈夫陰。殺魚蟲，解斑猫、蛇蛻毒。胃中無寒積者勿用。

制法：去殼研如泥，層紙包，石壓三日，再用火磚二片，燒極熱，夾壓一日，取出，再研篩聽用。

## 皂莢

味辛、鹹，氣溫。有小毒。柏實爲使。惡麥門冬。畏人參、苦參、空青。爲末吹鼻，引諸藥入厥陰肝經。

主治風痰之惡病，除厥逆之昏迷；辟鬼魘之不悟，殺精物之淫邪。中氣中風，屍厥卒死，皆爲末搐鼻，嚏以釋妖迷。消痰止嗽，療金瘡痛，治卒頭痛

---

1　無：原誤作"如"，義正相反。據《湯液本草・豬苓》引"象雲"改。
2　踏：踏有蹈足、距地用力等義，似與此處之含義不合。疑爲"峻"字之誤。

頭風，風痹死肌，腹脹腎滿，消穀囊結[1]。墮胎，胞衣不落。通關節，利竅，破蠱毒。煎膏，貼一切腫痛。

凡使，只可爲膏、散、沐藥，不入湯藥。凡用猪牙皂，去筋弦炙過。

## 天丁[2]

治癩疽惡瘡，諸般腫毒，能領諸藥鑽引潰處，已潰透膿，未潰消散。用米醋煎嫩刺，傅瘡癬奇效。

## 桑白皮

味甘，性寒。可升可降，陽中陰也。無毒。入手太陰肺經。出土者，誤用殺人。

主益元氣不足而補中虛，瀉肺氣有餘而止咳嗽。利水道，消浮腫，又消痰止渴。治勞傷羸瘦，退客熱補虛，療崩中脉絶，殺寸白蟲，除肺中水氣，止肺實唾血。蓋性不純良，戒勿多用，及肺虛者尤宜忌之。又可作線，縫金瘡，更以熱雞血塗之。唐安金藏剖腹用此法。

制法：刮去粗皮，切，蜜拌炒用。

## 吳茱萸

味苦、辛，氣熱。可升可降，陽也。有小毒。蓼實爲使。惡丹參、硝石，畏紫石英。入足太陰脾經、足少陰腎經，足厥陰肝經藥。

主治咽嗌寒氣，噎塞不通，胸中冷氣，閉塞不利，脾胃停冷，腹痛不任，心氣刺痛成陣而不止，療感寒心腹及膀胱、小腸之冷逆。治轉筋霍亂，并咳逆之風邪痰涎，穀食能消，痞滿、吞酸可去。溫中下氣，治疝祛寒，利膈氣，開腠理，去下焦寒濕，止頭痛嘔逆，理脚氣攻心。治厥陰頭痛項強，并唾痰沫厥逆，其脉浮緩，及祛寒，諸藥不可勝也。脚氣攻心，和薑汁飲之，下氣最速。腸虛人少服。

根：殺三蟲。根白皮：殺蟯蟲。

制法：凡用，先以滾湯泡五六十遍，然後方用。

---

1　腹脹……囊結：《證類本草》卷十四"皂莢"條引《別錄》作："療腹脹滿，消穀，除咳嗽囊結。"

2　天丁：即皂角刺。

## 川椒

味辛，性大熱。浮也，陽中之陽也。有毒。杏仁爲使。畏款冬花。

主用之於上，退兩目之翳膜；用之於下，除六腑之沉寒。溫中下氣，治邪氣咳逆，明目，逐骨節皮膚寒濕痹痛及死肌，傷寒溫瘧，大風汗不出，心腹冷氣，除風蟲牙，壯陽，止陰汗，縮小便，開腠理，通血脉，堅齒髮，安蛔蟲，殺蠱毒鬼疰及魚蛇毒，逐風冷。多食令人乏氣，今人入調和。

核名椒目，微炒利水道，治疝氣，主盗汗，有下達之能。行水甚速，止行滲道，不行穀道，故能下水燥濕也。不宜久服、多服。

制法：凡使，微炒去汗，揀去目并合口者，能殺人。

## 胡椒

味辛辣，性大溫。無毒。屬火而有金，性燥。食之快膈。一云向陰者澄茄，向陽者椒也。

主治霍亂昏迷，止痢，去痰厥冷氣，溫中，祛卒患心腹之冷痛，療陰冷臟腑之風寒，能治寒痰冷痢。調羹用之，殺一切魚、肉、鱉、蕈毒。不宜多服，大傷脾胃肺氣。積久而火氣疾忌用。

凡使，石槽中研粉用。

## 蘇方木

味甘、鹹、平，性寒。可升可降，陰也。無毒。

主破瘡瘍死血，除産後敗血，非此不能效。調産後血暈，口噤昏迷，血攻脹滿欲死者，酒煎伍兩服，效。又治跌打損傷，排膿止痛，消癰腫，破瘀血，調月經，去風散氣，其中心泥[1]功倍常。

## 麒麟竭

味甘、鹹。有小毒。卽血竭。勿誤用海母血，其形相似，味酸辛氣。其血竭味微甘鹹，如栀子氣者是也。嚼之不爛如蠟者佳。

---

1　中心泥：《證類本草》卷十四"蘇方木"條引"雷公"云："中心文橫如紫角者，號曰木中尊色，其效倍常百等。"供參考。

凡用，另研，重羅極細，再乳[1]無聲，方入丸散膏藥。若與群藥同研，化作飛塵，去半也。

主止血出，療金瘡之折傷，定痛生肌；蠲除血暈，治五臟之邪氣，帶下尤良。破積血，傅一切惡瘡久不合口。亦不可多用，卻[2]引膿，長肉。主跌打損傷，內傷血聚，并宜酒服。刀箭傷血出不止，摻之卽凝。

### 山梔子

味苦，性大寒。沉也，陰也。無毒。入手太陰肺經。

主療心中懊憹，顛倒而不得眠；治臍下血滯，小便而不得利。涼心腎，止鼻衄，通解傷寒煩悶。治濕熱發黃，并汗下後勞復，去心經客熱，上焦虛熱，風熱煩燥，五內邪熱，胃中熱氣、面赤，酒皰皶鼻，白癩瘡瘍，目熱赤痛，挾毒熱下血痢，生津止渴，瀉肺中火，止嘔噦。能屈曲下行，降火從小便瀉出極速。善開鬱，且治塊中之火。用仁，去心中熱；用皮，去肌表熱。潤臟腑，能解五臟之結熱。益少陰經血，治疝因寒鬱而發，蓋濕熱故耳，用此以降濕，以烏頭以降寒鬱。況二藥乃下焦之劑，而烏頭爲山梔子所引，其性急速，不容胃脘停留，是謂神效劫劑。又治熱鬱胃脘痛，俗謂心疼，以此爲君，薑汁佐之。爲嚮導，通淋閉，若留注下焦，小便黃赤數者，與澤瀉同之。與黃連同治嘈雜，必用之劑。小便溺血，用此治之。胎孕手足或頭面遍身浮腫，屬濕多者，并皆治之。生山間者，爲山梔子。人家園圃栽者，爲黃梔子，不入藥。方中所用山梔，形最緊小，七棱至九棱者良。

制法：炒令焦，帶微黑，或入湯藥中，或爲末入丸散末藥中，甚效甚捷。

### 檳榔

味苦、辛，氣溫。沉而降，純陽。無毒。

主墜諸藥，性如鐵石。治後重，驗如奔馬。豁痰逐水，更且殺蟲，攻脚氣衝心，宣通臟腑，下氣除風，宣利破結，散滯氣，消水穀，泄胃中至高之氣，祛瘴氣，止瘧疾，墜諸藥至下部。丹溪云：嘗見閩廣人，以此治瘴氣，終世食之。

---

1　乳：在乳缽中研磨。

2　卻：原誤作"恰"。據《證類本草》卷十三"紫鉚騏驎竭"條引《日華子》改。

夫此固有破滯之功，無瘴病而食之者，寧不損元氣乎？乃有關門延寇之患，人所不知。《經》曰：邪之所湊，其氣必虛。

生海南、向日者，名檳榔，向陰者名大腹子。形如雞心，正穩大長不空[1]，心中有錦紋者佳。

### 大腹皮

味辛，氣微溫。無毒。即向陰檳榔、大腹子之皮也。

主寬膨下氣，冷熱氣攻心腹，大腸[2]壅毒，痰膈醋心。以薑、鹽同煎，入疏氣藥良。健脾開胃，定喘消腫，能治水腫之殷溢。大腹子去膨下氣，亦令胃和。

孫真人云：鴆烏多棲此樹。凡使，先以酒洗，仍以烏頭汁洗，方入藥。今人多不依此制。嘗見婦人服之，即下血而死，其可忽諸？

### 合歡

味甘，氣平。無毒。即夜合花也。人家多植庭除，五月間開紅白花。

主安五臟，利心志，令人歡樂無憂。久服明目，得諸所欲。有補陰之捷功，長肌肉，續筋骨，而外科未見用之，何也？

又一種，一名合歡皮，考之乃槿樹皮，而治肺癰，以收斂其瘡口。亦能蠲忿。因其功治效驗，原性雖無，寧忍遺棄？附之此備參考，實非合歡皮也。

### 枳殼

味苦，性酸，微寒。浮升而微降，陰中陽也。無毒。

主消心下痞塞之痰，洩腹中滯塞之氣；推胃中隔宿之食，削腹中連年之積。寬中下氣，主結胸、消脹寬膨，逐水調風。攻腸風痔漏，破除癥癖，安胃，可化痰涎，泄肺氣，利關節。遍身風疹，長肌肉，利五臟及氣刺痛風，走大腸，泄風在皮膚如麻豆苦癢，瘦胎氣，主皮毛胸膈之痞，損胸中至高之氣。虛弱者勿多用，以其能損真氣。若服人參氣悶作喘者，用此破之，以泄其氣而喘自定。

制法：去穰，滾水泡去酸澀，切，曬乾，麥麩拌炒熟，其性而緩，主治暴氣、胸膈之氣。凡使，陳久者良。

---

1　正穩大長不空：《證類本草》卷十三"檳榔"條引《圖經》作"存坐正穩，心不虛。"供參考。
2　腸：原誤作"瀉"。據《證類本草》卷十三"大腹"條改。

## 枳實

味苦、酸，性微寒。沉也，陰也。無毒。

主治胸中之虛痞，逐心下之停水；化日久之稠痰，削年深之堅積。寬中下氣，治傷寒結胸，痞滿急痛，此胸膈痰。破結氣，消宿食，安胃氣，脅痛上氣，喘逆咳嗽，積聚壅滿。主大風在皮膚中行，苦癢。除寒熱結氣，長肌肉，利五臟，止溏瀉，明目，瀉痰。能衝牆壁，滑疾泄氣之藥也。

按：枳殼、枳實，一物也。小則性酷而速，大則性詳而緩。故仲景治傷寒倉卒之病，承氣湯中用枳實者，皆取去疏通，快泄結實之義。

制法：用滾水泡去酸苦，切，曬乾，麥麩拌炒。凡使，形如鵝眼小者，性酷而速至下，主血在心腹之分。陳久者良。

## 荊瀝

味淡，性寒、平，無毒。取法與竹瀝同。

主治喉中有痰如物，吐咯不出，嚥之不下，痰重者稍重，能食者[1]。與竹瀝同用，效速穩當，治痰在皮里膜外及經絡中，必佐以薑、韭汁。又治血滯中焦不行者。黃荊子炒焦，治白帶。

## 蔓荊子

味苦、辛，性微寒、平。陽中之陰。無毒。惡烏頭、石膏。入足太陽膀胱經。

主治太陽頭痛、筋骨間寒熱，濕痹拘攣，明目堅齒，利九竅，殺白蟲、長蟲，又治頭風腦痛，目腫耳鳴[2]眼淚，頭目昏暈，風邪內作，益氣澤膚。與川芎、細辛入補中益氣湯，同治血虛頭痛如神。

制法：揀淨去蒂及白膜，揉碎，用酒浸一伏時，曬乾。

## 郁李仁

味酸、苦。陰中之陽。無毒。一名千金藤，又名唐棣[3]。

---

1　能食者：據文義，此後當有"稍輕"二字。

2　鳴：原誤作"明"，參《證類本草》卷十二"蔓荊實"條改。

3　唐棣：李時珍認為："誤矣。唐棣乃枎栘，白楊之類。"正確的別名是"常棣"。另，上文千金藤一別名，亦不見前代本草記載。

主治大腹水腫，面目四肢浮腫，利水道及腸中結氣，關格不通。破血潤燥，滑大腸。

根皮：治齒痛風蛀，殺白蟲。

制法：去殼取仁，滾水泡一日夜，手捻去皮，將仁另研如泥，只入丸藥。

## 訶子

味苦、酸，氣溫。沉而降，陰也。無毒。一名訶梨勒。六棱、黑色、肉厚者良。去核用皮。

主治咳嗽，療滑泄，止瀉痢，下胃脘中食，降痰火，除崩漏，逐冷氣，療奔豚，治腸風下血，心腹脹滿，開胸膈結氣，消下逆虛煩及澀腸，赤白泄痢可止。咽喉腫痛堪醫。又療肺氣因火傷極，以前有收斂降火之功也。其味苦而性急，喜降。《經》曰：肺苦急，急食苦以瀉之。謂降而下走也。氣實者宜之，若真氣虛弱之人，似難輕服。此藥雖澀腸，又瀉氣，蓋其味苦澀。

其子未熟時，風飄墜者謂之隨風子，尤珍貴，小者亦佳。治嗽疾，咽喉不利，含三枚殊勝。暴瀉、初嗽者戒之。

## 乾漆

味辛、酸、平，性溫。降也，陽中之陰。無毒。半夏爲使。畏雞子，忌油膩，見蟹則不乾。

主削連年深堅之沉積，破日久秘結之瘀血。生則損人腸胃，熟則通月水愆期。去癥，續筋骨，填骨腦髓，殺蟲，除心氣血痛，治五緩六急、風寒，療咳嗽，溫脾，血痞，通經脉，利小腸，止腰痛，補絕傷，殺蛔蟲，血氣心痛。

制法：入藥搗碎炒用，熟則無毒，生則損胃。

## 川楝[1]子

味酸、苦，氣寒。陰中之陽也。有小毒。入手少陰心經，凡使，取肉去核用。

主治傷寒大熱煩狂，殺三蟲疥瘍，利小便，止下部腹痛及心暴痛，消疝氣并膀胱、小腸氣。與車前子、大茴香同用，治偏墜。

---

1 楝：原作"練"，據《證類本草》卷十四"楝實"條改。

## 桑寄生

味苦、甘、平。無毒。

主治腰腿、遍身筋骨疼痛，療内傷風氣，癰腫金瘡，充肌膚，黑髮固齒，長鬚眉，補漏安胎。又能益血，并治女人崩中不足，懷妊漏血不止，胎前産後諸疾。下乳汁，小兒背强。

其實：明目通神。難得真者，其功力如神。

桑椹：味甘，氣寒。無毒。主治消渴，金石發熱，補虛生血，黑鬚髮，久服不飢。

桑葉：主除寒熱、出汗。汁：解蜈蚣毒。

桑耳：味甘，有毒。黑者主治女子漏下，赤白癥瘕積聚，陰痛，陰陽寒熱，無子，療月水不調。其黃熟陳白者止久瀉，益氣不飢。其金色者治癖飲積聚，腹痛，金瘡。一名桑菌。

桑花：暖，無毒。即桑樹上白蘚。主健脾澀腸，止鼻紅吐血，腸風，崩中帶下。用刀削取，微炒入藥。

## 没藥

味苦，氣平。無毒。生波斯國，是彼處之松脂也。其塊大小不一，色黑者佳。

主療諸惡瘡、金瘡杖瘡，痔漏，跌打損傷，血滯腫痛，疼不可忍，卒下血，目中翳痛及暈，肌膚痛，破血止痛，婦人産後血氣痛，破癥結宿血，消腫。能推陳致新，理内傷良，乃瘡科散血定痛之良藥也。

## 丁香

味辛，氣溫。純陽。無毒。入手太陰肺經、足陽明胃經、足少陰腎經藥。

主快脾胃而止吐逆，散風腫而定牙疼。治反胃心腹之冷痛，除呃噦咳逆與奔豚。定霍亂，且消氣脹；破痃癖，更治陰疼。暖腰膝，壯元陽，兼消風毒，逐冷癆，殺酒毒，亦掃疳蟹，補胃瀉肺，大療口氣病。丹溪云：屬火而有金，補瀉能走口居上，地氣出焉。肺行清令，與脾氣相[1] 和。惟有潤而甘芳自[2] 適焉。

---

1　相：下原衍“火”字。據《本草衍義補遺》“丁香”條删。

2　芳自：原作“若”，不通。據《本草衍義補遺》“丁香”條改。

以其脾有鬱火，溢於肺中，失其清和甘美之意，而濁氣上干[1]，此口氣病也。以丁香含之，揚湯止沸耳！惟香薷治之甚捷。

丁香長三四分，紫色，中有大如山茱萸者，俗呼爲母丁香。顆小爲雌，大爲雄，方中多用雌者。若用，須去丁，蓋以丁能發癰，其根必有毒。舊本云：不入心腹之藥，用者慎審之。

## 沉香

味辛，氣溫。沉而降，陽也。無毒。

主補腎益精，定霍亂之心痛；調中順氣，止絞痛之心疼。壯元陽而祛惡氣，退風腫而治轉筋。逐水可安吐瀉，散滯風濕難侵。暖腰膝，保和衛氣；補五臟，又助命門。療麻痹骨節不仁，治風濕皮膚癢痛。用之於上，可以至天；使之於下，可以至泉。隨使而無所不至也。

凡使，黑色入水沉而中實不空者佳。

## 檀香

味辛，氣熱。陽中微陰。無毒。入手太陰肺經、足少陰腎經、足陽明胃經藥。

主定霍亂兼心氣之疼，止嘔吐連心腹之痛。消風腫、腎氣攻心；治中惡、鬼忤邪氣。使胃氣上升，進食調氣，殺諸蟲，能引清香之氣上行。

## 蘇合香

味甘，氣溫。無毒。從西域而來，乃煎煮諸香之汁也。其色赤黃。

主辟惡氣，殺鬼精，中風中氣；治溫瘧，消蠱毒，療心疼痛。去三蟲，止霍亂吐瀉，治癇痙，令人不爲夢魘。又治痰厥，口噤不省人事。

## 乳香

味辛、苦，氣溫。純陽。無毒。入丸散，微炒用。

主治：煎膏而生肌止痛，入藥而散腫驅風。去惡氣而治心腹之疼，活血氣而定經絡之痛。癰疹瘍毒能消，中風口噤可療。補腎且能通耳，調氣又可催

---

1　干：原誤作"下"。據《本草衍義補遺》"丁香"條改。

生。諸瘡及跌撲傷損，非此而痛不能止。

### 龍腦香

味辛、苦，氣微寒。一曰溫平。陽也。無毒。出波律國。形似白松脂，梅花瓣者佳。如雀屎者不美。合糯米、燈心收，不散香，卽冰片也。有真有假，試取一粒放炭火上，卽如水殺火者佳。

主治心腹邪氣，風濕積聚，耳聾，明目，去目中翳，通利關膈熱塞，喉痹，時疾心煩狂燥，發踠痘疹，下疳瘡，入腎治骨病。大人小兒風涎壅閉及暴驚熱，治諸瘡，生肌收口止痛。

### 辛夷[1]

味辛，氣溫。無毒。川芎爲使。惡五石脂，畏菖蒲、蒲黃、黃連、石膏。不去心毛，射人肺，令人嗽不止。

主治腦漏，面腫引齒，袪頭風，腦痛，面䵟，溫中解肌，利竅，通鼻塞涕出，頭眩如立舟船[2]之上。生鬚髮，去白蟲，除五臟及身體寒熱。久服下氣明目，亦可作膏。

### 茶茗

氣微寒，無毒。穀雨節前採者爲茶，味甘苦；節後採者爲茗，味苦。入手厥陰包絡，足厥陰肝經。

主治痰熱消渴，下氣消食，清頭目，利小便，令人少睡。中風昏憒[3]，多睡不醒人宜用。但多用久用令人瘦，去人脂。《茶飲序》云：釋滯消壅，一日之利暫佳；瘠氣侵精，終身之累斯大。

### 紫葳

味酸，性微寒，無毒。《詩》"苕之華，芸之黃"矣，卽凌霄花也。延蔓附物而生，雖榮不久。

---

1　夷：原作"萸"，據《證類本草》卷十二"辛夷"條改。
2　船：原作"舡"。同"船"，據改。
3　憒：原作"憒"，據文義改。

主治婦人産乳餘疾，崩中帶下，癥瘕血閉不通，寒熱羸瘦，養胎，治血痛之要藥。且補陰甚捷，蓋有守而能獨行。又療酒齇熱毒風刺痛。婦人聞其氣不孕，然女科方藥中又多用之。

### 雷丸

爲君。味苦、鹹，氣寒。有小毒。荔實、厚朴爲使。惡葛根。赤者殺人。

主殺三蟲，逐毒氣胃中熱，利丈夫，不利女子。作摩膏，除小兒百病，去皮中結熱積，殺蠱毒，寸白蟲自出不止。久服令人陰痿。

制法：凡使，去皮，甘草湯或米醋浸一日夜，切片用。

### 五倍[1]子

味苦、酸，氣平。無毒。一名文蛤，又名百蟲倉。在處有之。

主治齒宣疳䘌，肺臟風毒，流溢皮膚，作風濕癬瘡、瘙癢膿水，五痔下血不止，小兒面鼻疳瘡。爲末，摻口瘡效。煎澄洗眼，去熱風濕癢腫痛。佐他[2]藥治頑痰有效，并止夜分多嗽，解諸熱毒及腸虛瀉痢。治脫肛，爲末，抵而上之。又能傅痔漏，蓋其有收斂之功也。噙口中，善豁頑痰。

### 木鱉子

味甘，氣溫。無毒。其藤生葉，花有五狀，青色面光[3]，花黃。其子似栝蔞而極大，生青熟紅，肉上有刺。其核似鱉，故以名之。

主治折傷，消結腫惡瘡，生肌止腰痛。除粉刺䵟黵，婦人乳癰，肛門腫痛。醋磨消酒毒。

### 蜜蒙花

味甘，氣平。無毒。一名水錦花。

主治青盲膚翳[4]，赤澀多淚，消目中赤脉，小兒麩豆及疳氣攻眼。

---

1 倍：原作“梧”，據《證類本草》卷十三“五倍子”條改。
2 他：原作“佗”。同“他”，據改。
3 其藤……面光：引文有失原意。《證類本草》卷十四“木鱉子”條引《開寶》作：“藤生葉，有五花，狀如署預葉，青色面光。”
4 翳：《證類本草》卷十三“蜜蒙花”條作“醫”。

制法：凡使，酒浸一宿，摝¹起曬乾，用蜜拌蒸，再曬乾用。

### 天竺黃

味甘，氣寒。無毒。此竹內所生，如黃土著竹成片者。

主治小兒驚風，天吊客忤，痰壅失音，鎮心明目，去諸風熱，療金瘡，止血，滋養五臟。小兒藥最宜，和緩故也。

### 榆皮

味甘，性滑，氣平。無毒。

主通大小便，利水道而消浮腫。治小兒百癇，下胎，除邪氣脹，胃中邪熱。性滑，能通利。久服不飢，其實尤良。

花：主治小兒癇，小便不利，傷熱。并勿令中濕，濕則傷人。

### 楮實子

味甘，氣寒。無毒。處處有之。楮皮樹所生，結子，採實陰乾用。

主補虛明目，益氣強陰。謂陰痿不起也。消水腫。

葉：洗疹風。小兒身熱，食不生肌，可作湯浴。又療惡瘡，生肉。

皮：主逐水，利小便。

莖：治癮疹癢，單煮洗浴。

皮間白汁：生塗疥癬。

制法：將水攪旋，投水，浮者去之，然後曬乾，酒蒸，焙乾用。

### 五加皮

味辛、苦，氣溫。無毒。畏蛇皮、玄參。其樹乃白楸也，五葉者良。

主治心腹疝痛，益神，堅筋骨，舒筋展痹。療風寒濕痹，男子陰痿囊濕，小便遺瀝，疝瘡；女人陰癢、陰蝕，腰脊痛，腳痹痛風，膝軟五緩。又治多年瘀血在皮肌，益精長志。釀治飲，治風痹、四肢攣急。小兒幼不能行履，服之良。

---

1　摝：音祿（lù）。撈取。

## 金櫻子

味酸、澀，氣溫、平。無毒。

主澀遺精，養陰益腎，調和五臟，療脾瀉下痢，止小便。方術多用之以澀精氣。又採搗熬膏，服之輕身耐老。沈存中云：止遺洩，取其溫澀。須于十月熟時採，否則令人反利。丹溪云：屬土而有金與水，經絡隧道以通暢爲和平，昧者取澀性爲快，遂煎熬而食之，自不作靖，咎將誰歸？雷公云：林檎、向里子名金櫻，名同而物異，卽今刺梨子是也。形似榀桲而小，色黃有刺，花白，處處有之。

## 秦皮

味苦，性寒。沉也，陰也。無毒。大戟爲使，惡吳茱萸。

主治風寒邪合濕成痹，青白色，洗洗寒氣，除熱，目中幻翳，白膜遮睛，男子少精，婦人崩中、帶下，小兒風熱，驚癇身熱。可作湯，洗眼磨昏。久服皮膚光澤，肥大有子。

## 秦椒

味辛，氣溫。生溫、熟寒。有毒。惡栝蔞、防葵，畏雄黃。

主攻痛而治風，能通喉而明目。除風邪寒濕之痹，療吐逆疝瘕之病。可溫中而堅齒長髮，利五臟而悅色壯顏，去老血而療産後腹痛、出汗等疾。有下達之能。其子名椒目，止行滲道，不行穀道。世人服椒者，無不被其毒。服久則火自水中起，誰能御之？能下水腫濕。

## 胡桐淚

味鹹、苦，大寒。無毒。形似黃礬而堅實，得水便消如消石。

主治心腹煩滿大毒熱，水和服之取吐。殺風牙蟲，膨停脹滿。又治牛馬急黃黑汗，水研二三兩，灌之卽起走。又爲金銀焊藥。

## 墨

味辛，無毒。上品好者入藥，粗臭者皆不堪用。松煙爲之者。

主止血，生肌膚，合金瘡，及産後血暈，崩中，卒下血，醋磨服之。又療眯目[1]物芒入目，磨點瞳人上。又止血痢及小兒客忤，搗篩溫水服。鄜延界内有石油，燃之煙甚濃，其煤可作墨，墨光如漆，松煙不及。其文識曰：延川石液者，是不可入藥。附此以別之。

## 安息香

味苦，氣平。無毒。出西戎，形似松脂，黄黑色，爲塊，新者亦柔韌。

主辟惡氣，止心腹之疼，殺鬼怪及蠱毒之患，祛邪出蟲，除膠腎[2]，療遺精。

## 仙人杖

味鹹，氣平。無毒。此是笋欲成竹時立死者，黑如漆，五六月採收之。苦桂竹多生此。

主療噦氣嘔逆，辟痁，小兒吐乳，大人吐食，并水煮服。小兒驚癇及夜啼，安身伴睡良。又治痔病，燒爲末，水調方寸匕服。

## 海桐皮

味苦，氣平。無毒。出南海以南山谷，似梓桐白皮。

主治霍亂中惡，赤白久痢，除疳䘌疥癬蟲風，祛痹痛風，齒痛蟲牙，并含服效。水浸洗目，除膚赤。作繩索，入水不爛。

## 石楠

味辛、苦、平。有毒。五加皮爲使。

主養腎氣，補内傷陰痿，除風熱，利筋骨、皮毛，療脚弱與氣之拘攣，逐五臟中之邪氣。女子不可久服，令思男。

實：殺蠱毒，破積聚，逐風痹。一名鬼目。四月採實，陰乾。

## 樗木皮

卽臭椿根。其性涼而能澀血。樗木臭疏，椿木臭實。其樗用根、葉、莢，

---

1　眛目：原誤作"眛日"。據《證類本草》卷十三"墨"條改。
2　除膠腎：《證類本草》卷十三"安息香"條引《海藥》作"暖腎"。供參。

故曰未見椿上有莢,惟樗木上有莢,以此爲異。

又有樗雞,名鳳眼草[1]。故知命名不言椿雞、而言樗雞者,以見有雞者爲樗,無雞者爲椿,其義明矣。

### 棕櫚子

味平,無毒。

主澀腸,止瀉痢腸風,崩中帶下及養血。

皮:療鼻紅、吐血,破癥,崩中帶下,腸風,赤白痢。入藥燒灰存性,不可絶過。

根:治崩中止血,和酒煮服。

### 衛矛

味苦,氣寒。無毒。一名鬼箭。與石茆根頭相似,只是葉不同,味各別,採來只用箭頭。

主療女子崩中下血,腹滿汗出,除鬼疰蠱毒,中惡腹痛,去白蟲,消皮膚風毒腫,令陰中解[2]。

制法:拭去上赤毛,用酥緩炒過用之,每一兩,酥一分,酥盡爲度。

### 黃藥根

味苦,氣平。無毒。

主治諸惡腫瘡瘻,喉閉,蛇犬咬毒,取根研服之,或含、或塗,并效。藤生高三四尺,莖似小桑,生嶺南邕州。

### 白楊皮

味苦,無毒。卽白楊樹之皮也。

主治毒氣,腳氣腫,四肢緩弱不隨,氣遍易[3]在皮膚中,痰癖等疾,酒漬服之。

---

1 鳳眼草:乃椿莢別名。此書誤作樗雞(昆蟲)的別名。

2 解:原誤作"鮮"。據《證類本草》卷十三"衛矛"條改。

3 氣遍易:義不明。《證類本草》卷十四"白楊皮"條作"毒氣游易"。游易,卽遊弋。義長。

制法：凡使，用銅刀刮去粗皮，入木甑蒸，從巳至未分，取出，布袋裝，掛於屋東，吹乾用。

### 桄榔子

味苦，平。無毒。

主治宿血。其木似栟櫚，硬。斫其内有麪，大者至數斛，食之不飢。其皮可作綆。生嶺南。栟櫚，一名棕櫚。千歲不爛，昔有人開塚得之，索已生根，此木類。嶺南有虎散[1]、桄榔、冬葉、蒲葵、椰子、檳榔、多羅等，皆相似，各有所用[2]。

### 莽草

味辛、苦，氣溫。有毒。一名葞，一名春草。

主治頭風癰腫，疝癖疝瘕，除結氣，疥瘙，殺蟲魚，療喉痹不通，乳難，頭風癢。可令沐，勿令入眼。

制法：用生甘草并水蓼拌蒸，曬乾。

### 芫花

味辛、苦，溫，氣微溫。有小毒。

主治咳逆上氣，喉鳴喘，咽腫短氣，蠱毒鬼瘧，疝瘕癰腫。殺魚蠱[3]。消胸中痰水，喜唾，水腫。

### 牡荆實

味苦，氣溫。無毒。防風爲使。惡石膏。

主除骨間寒熱，通利胃氣，止咳逆下氣。得柏木實、青葙子，療頭風。

### 蕪荑

味辛，平。無毒。一名無姑。

---

1　散：原脱。據《證類本草》卷十四"栟櫚木皮"條補。
2　千歲不爛……各有所用：據《證類本草》卷十四，此爲"栟櫚木"之文，誤置芫花條末。今予調整，并糾其脱、誤。
3　殺魚蠱：《證類本草》引《本經》作"殺蟲魚"。

主治五内邪氣，散皮[1]膚骨節中淫淫溫行毒，去三蟲，化食，逐寸白蟲，散腸中喔喔喘息。

### 虎杖根

微溫。一名苦杖。

主通利月水，破留結。生濕地上，高丈餘，莖上有赤點。八月採，日干。

### 蕤仁

味甘、溫，氣微寒。無毒。

主療心腹邪結氣，明目，目赤，痛傷淚出，目腫眥[2]爛，齆鼻[3]，破心下結痰痞氣。

制法：湯浸，去皮、尖，作兩片，用木通草七兩，芒硝一兩，同和蕤仁四兩煮一伏時，漉出，仁研成膏，任加減入藥。

### 楓香脂

味辛、苦，平。無毒。一名白膠香。其菌食之，令人笑不休，以地漿解之。

主治癮疹風癢，浮腫齒痛。其皮味辛，平。有小毒。主治水腫下氣，煮汁用之。所在大山皆有，五月斫樹，下月採脂。

### 降真香

味苦，平。無毒。出黔南。伴和諸香燒煙直上天，召鶴得盤旋於上。又云：小兒帶能辟邪惡之氣，故附之。

### 柳花

味甘，寒。無毒。一名柳絮。

主治風水黃疸[4]，去面熱，黑䵟𪒟、惡瘡、金瘡。

---

1　皮：原脫。據《證類本草》卷十三"蕪荑"條補。
2　眥：原誤作"皆"。據《證類本草》卷十二"蕤核"條改。
3　鼻：原脫。據《證類本草》卷十二"蕤核"條補。
4　疸：原誤作"疽"。據《證類本草》卷十四"柳華"條改。

葉：主治惡疥，痂瘡，煎洗馬疥立愈。又療心腹內血，止痛。

實：主潰癰，逐膿血。子汁療渴。

### 鈞藤

味甘，平，微寒。無毒。

主治小兒寒熱，十二[1]驚癇。

### 没石子

味苦，氣溫。無毒。卽無食子。出西番，中有竅者良。

主療泄瀉止痢，生肌，治陰瘡，陰汗。又染鬚髮，能令烏黑。

### 山茶花

以童便和薑汁酒服，治火在血上，錯經妄行，又治衄血。

## 菜部第三　計二十二味[2]

### 生薑

味辛，性溫。陽也。無毒。秦椒爲使。殺半夏毒。惡黃耆。

或謂夜不宜食，以其辛溫發散之故。夜本氣靜宜收斂，食之反發散其氣，是違天道，若有病則不拘。

主制半夏，有解毒之功；佐大棗，有厚腸之妙。溫散表邪之風，益氣，止胃翻之噦，大能發散，止痰嗽，嘔吐惡心，有痰、有熱、有虛，皆可用之爲主。治傷寒頭痛，鼻塞，咳逆上氣，去臭氣，止咳嗽，化痰涎，用之以其能行陽而散氣也。若破血調中，去冷除痰開胃，須去皮則性熱，若留皮其性冷也。

### 乾薑

味辛、溫，大熱，生則味辛，炮則味苦。可升可降，陽也。無毒。取生薑汁淹三日，去皮，剉片，曬乾，置瓷瓶中。

---

1　二：此後原衍“腫”字。據《證類本草》卷十四“鈞藤”條删。

2　計二十二味：原無，據目錄補。

其性生則逐寒邪而發表，炮則除胃冷而守中。治霍亂心疼，胸滿咳逆上氣，溫中止血，出汗，逐風寒濕痹，腸澼下痢，寒冷腹痛，風邪脹滿，去皮膚間結氣。辛熱以滌中寒。炒黑味苦，斂肺氣下降，使陰血生，且能兼制。又養血，治陰虛內熱及發虛熱，產後大熱，能利肺中氣。入肝分，引血藥生血，須與補陰藥同用。炒黑成灰，取其不走，吐紅不止用。乾薑炮為末，再炒黑，童便調服，從治也。

### 紫蘇

味辛，性溫。無毒。葉下紫色而氣香者佳。

主下氣散寒，消痰定喘，解肌發表，止嗽寬膨，定霍亂嘔吐，除感冒風寒，開胃下食。又治心腹脹滿，咳逆潤心肺，安和胎氣逆逼上心，療風氣上攻頭痛，理腰腳中濕，能解蟹毒膨脹，又散結氣調中，寬喘急，止嗽，利大小便。

子：能下氣，亦治風氣頭痛，炒過用。

### 荆芥

味苦、辛，氣溫。浮而升，陽也。無毒。一名假蘇。

主清頭目而止便血，疏風散瘡之腫，療傷寒而能發汗除勞，解熱之邪。疔腫、風腫可消，風暈、血暈可止。鼠瘻瘰癧及瘡瘍瘀血濕痹，并結氣賊風風癲，口眼喎邪，腫毒，頭風眩暈。婦人產後昏迷中風，酒和服。止鼻衄，醋調敷。能通利血脉，傳送五臟。動渴疾，治風疹冷氣，與薄荷是治頭痛之本藥，惟止左邊偏頭痛，當審而加之。與四物同用，止婦人崩中及月水不止，神效，女人血風要藥也。

凡使，取花實成穗者，日干用。

### 薄荷

味辛，性涼。浮而升，陰中之陽。無毒。入手太陰肺、手厥陰包絡。

主清六陽之會首，除諸熱之風邪，消風散腫。治風氣頭疼，發散傷寒，寬中下氣，宿食不消，心腹脹滿，止霍亂，治賊風，并傷寒頭腦風，去高巔及皮膚風熱，能發汗，通關節，辟惡氣，解骨蒸勞熱，清咽喉，及小兒傷寒，并風涎驚癇壯熱。乃上行之藥，能引諸藥入榮衛。大病後勿食，令人虛汗不止。大能解勞。

莖：性燥。

## 蘿蔔子

味辛、甘，氣溫平。無毒。一名萊菔子。炒研用。

主治哮喘咳嗽、膨脹下氣，制麪消食，有推牆倒壁之力。水研服，能吐風痰；醋調塗，能消腫毒；蒸熟爲丸，能治因厚味發哮喘。蘿蔔煮、煨熟食之，能消食下氣，去痰癖，肥健人。生食敗血，搗汁止渴及療口瘡。多食停滯胸膈，成溢飲病，以其甘多辛少也。又治肺痿吐血。《衍義》云：散氣用生薑，下氣用萊菔，久服澀榮衛，令人髮蚤[1]白。

## 白芥子

味辛，氣溫，無毒。凡使，炒研用。

主治痰在脅下及在皮里膜外，非此不能達。又療上氣，并胸膈有痰、有冷，面黃疰氣。又辛能發汗。

## 葱

味辛，氣溫。無毒。入手太陰肺經，足陽明胃經。

主治傷寒頭痛如破，療傷寒骨肉周痛，治中風面目[2]腫脹，令小便關節俱通。利五臟而殺百藥之毒，除喉閉咳寒之痹。

凡使，連須葉，安胎；去葉用白留須，除傷寒寒熱，退散肝經之邪氣，益目之睛光；同麻黃發太陽膀胱風邪，頭痛腰脊強，又能安中出汗。忌燒熟同蜜食，殺人。

汁：治溺血，解藜蘆毒，勿多食，令人神昏。正月莫食生葱，發面上游風。
實：主明目，補中不足。

## 雞蘇

味辛，氣微溫。無毒。一名水蘇。

---

1　蚤：通"早"。
2　目：原誤作"日"。據《證類本草》卷二十八"葱實"條改。

主下氣殺穀，消飲食，辟口臭，去毒，辟惡氣，吐血、衄血、崩中。生九月，生池澤中。

## 韭

味辛，氣溫。無毒。

主治中風失音，心脾痛，下膈間瘀血，胸膈結氣及中惡腹脹。歸心，安五臟，除胃中熱，補腎益元陽，溫中下氣。

子：味辛，微酸。治夢遺精滑及白濁，助陽道，暖腰膝。

根：主養髮。丹溪云：治膈中瘀血，搗汁呷之甚效。性急，能充肝[1]氣，多食則神昏。若未出糞土韭黃，最不宜食，令滯氣。蓋含噎鬱不和之氣。故孔子曰：不時不食。正謂此耳。又韭花食之動風。

生研。冬月用根搗取汁。不可與蜜同食。

## 瓜蒂

味苦，氣寒。有毒。即甜瓜蒂也。

主治下水，身面四肢浮腫，殺蠱毒，除咳逆上氣，及食諸果，病在胸腹中；并風癲，喉風痰涎，暴塞中脘，停痰，皆吐下之。去鼻中息肉，療黃疸[2]，吹鼻中出黃水，除偏頭疼，效。

## 香薷

味辛，氣微溫。無毒。

主治霍亂腹中吐瀉，下氣，除煩熱，調中溫胃，辟口臭，大解傷暑氣，利小便，散水腫。俱作湯服，消水脹甚捷，有徹上徹下之功。肺得之則清化而水自下，用大葉者濃煎成膏丸而服之。本草言，治霍亂不可闕也。

## 冬葵子

味甘，氣寒。無毒。葵合鯉魚食，能害人。

主治五臟六腑寒熱羸瘦，利小便，療婦人乳難內閉。黃蜀葵花不拘多少，

---

1 充肝：原誤作"克汗"。據《本草衍義補遺》"韭"條改。

2 疸：原誤作"胆"。據《證類本草》卷二十七"瓜蒂"條改。

焙乾爲末，用二錢，滾白湯調下，催生如神。或有漏血，胎臟乾澀，難産痛劇者，并進三服，良久腹中氣寬胎滑，即時産下。如無花，只用葵子研小半合，以老酒、童便調服，尤妙。此神聖之功，救人無量。胎不下者，同紅花、蘇木，酒煎服即下。又治打撲傷損及小便淋瀝，惡瘡膿水久不收，乾傅之良。

葉：主殺人[1]。

葵根：味甘，寒。無毒。主治惡瘡，小便淋瀝。解蜀椒毒。

### 莧實

味甘，性寒，無毒。

主治青盲白翳，明目，除邪，利大小便，殺蟲。久服益氣力，本草分六種，皆下血而入血分善走。紅莧與馬齒莧同服，下胎效速。臨産煮食，易産，其性寒滑故也。

### 白冬瓜

味甘，性微寒。無毒。性走而急，久病與陰虛之人忌之。

主醒脾止渴，當爲飲食之資。解燥除煩、通小便之劑，散癥逐水，腹脹能消。九月勿食被霜瓜，食之令人反胃。

### 甜瓜

味甘，性寒。有毒。

主止渴而除煩熱，散滯而達三焦。利小便，療口鼻瘡。多食令人陰中濕癢生瘡，動宿冷病，發虛熱，破腹羸弱，手足無力。

葉：搗汁塗頭，令人髮生。凡患脚氣者勿食，主永不除瘥。五月甜瓜沉水者殺人。若多食，發黃疸。病人食之，解藥力。兩蒂者殺人。

### 苦瓠

味苦，性寒。有毒。

主治面目四肢浮腫，下水，令人吐。患腰脚氣腫及虛腫者，食之永不瘥。

---

1　葉主殺人：此前本草無此記載。《證類本草》卷二十七“冬葵子”條引《別錄》有：“葉爲百菜主，其心傷人”之説。

## 水芹

味甘,氣平。無毒。

主治女子赤沃,止血,養精,保血脉,益氣,令人肥健,嗜食。

## 馬齒莧

味酸,氣寒。無毒。凡使勿用葉大者,不是,其中無水銀[1]。子能明目,仙經用之。

主治目盲白瞖,利大小便,去寒熱,止渴,殺諸蟲,破癥結癰瘡。和梳垢封疔腫。燒灰,和陳醋渣,先灸疔腫,後封之,其根即出。

生搗汁服,能利下惡物,去白蟲。煎爲膏,塗瘡。

## 茄

味甘,性寒。無毒。一名落蘇。損人,動氣發瘡及痼疾。久患虛冷人勿多食。

根及枯莖葉:治凍脚瘡,煎,漬之良。又入膏藥。

## 薤

味辛,溫。無毒。

主治金瘡,除寒熱,去水氣,溫中散結,利病人。諸瘡中風寒水腫,以塗之。

## 葫

味辛,溫。有毒。即大蒜也。

主散癰腫蠹瘡,除風邪,殺毒氣。獨子者尤佳。歸五臟。久食傷人損目。能辟厲氣。食多白髮,大傷肝氣,令人面無顏色。性熱喜散,善化肉,故人喜食。多用於暑月。其傷脾、傷氣之禍[2],積久自有[3]。化肉之功,不足言也。有志養生者,宜自知之。

---

1 勿用……水銀:此説來自《證類本草》卷二十九"馬齒莧"條引"雷公云",然馬齒莧節間含水銀一説不確。

2 禍:原脱。據《本草衍義補遺》"大蒜"條補。

3 有:《本草衍義補遺》"大蒜"條原作"見",義長。

# 果部第四 計三十一味[1]

## 橘皮

味辛，氣溫。可升可降，陰中之陽也。無毒。陳久者良。留白者補胃和中，去白者消痰泄氣。

主導逆氣，定嘔吐，逐停水，通五淋，開胃寬中下氣，健脾化食，散寒邪，消水穀，利胸中痰熱，止霍亂吐瀉，定咳嗽痰壅。同白术用則補脾胃，單用、多用則損脾胃；有甘草則補脾，無則瀉脾。

刮去白爲橘紅，消痰泄肺，理胸中之氣，止嗽，又能助陽氣上升及助諸甘辛爲用。去穰留白者，和諸藥，升陽助胃導氣而益元氣。久服去臭氣。

橘核仁：治腰疼疝氣。炒爲末，酒調服，治腎疰腰疼，膀胱氣痛。

## 青皮

味苦、辛、酸，性寒。沉也，陰中之陽也。無毒。入足少陽膽經，足厥陰肝經引經藥。

主破滯氣，愈低而愈效；削堅積，愈下而愈良。引諸藥至厥陰之分，下飲食入太陰之倉。快膈除膨，利脾之劑。傷肝怒氣，脅痛之癖。療少腹，乃厥陰之痛；疏肝氣，入少陽之經。陳皮治高，青皮治低。虛弱人少用。嗽而脅痛，同衆藥以疏肝氣。人多怒，而脅下有鬱氣積，故肋稍痛，是乃肝膽二經之藥，能泄滯氣以止其痛。二經氣不足者，先當補，少加青皮可也。消疝氣，又能消莖中之堅塊，宜佐以散風之藥，研末服之。此藥不宜多服，多服則損人真氣。

凡使，醋煮，炒乾用。

## 山查

味甘，氣平。無毒。

主化宿滯，能行結氣，健脾胃，破積消痰。消食，進飲食，又消食積之痰，益小兒，摧瘡痛。治産婦兒枕痛極，濃煎，入砂糖調服，立效。

---

1 計三十一味：原無，據目錄補。

## 蓮子

味甘，氣寒。無毒。去心生食，微動[1]氣。煮熟食之良，多食令人喜。

主定腰痛，止泄精，補中益氣力，養神安心，醒脾止痢，止渴，除百病。

心：治血渴疾，清心去熱。産後作渴，煎服效。

蓮花蕊：鎮心固精，輕身益氣。

## 藕

味甘，氣寒。無毒。

主治熱毒，口渴煩悶，解酒毒，消瘀血，破産後血悶。搗罨金瘡、熱傷，散血止痛，生肌。蒸熟食，開胃，補五臟。

節：搗汁，止吐、衄、嘔、咯、唾血病。

## 雞頭子

味甘，氣平。無毒。一名芡實。

主補腎益精，治白濁，輕身長志，止腰脊膝痛，補中治濕痹，除暴疾，令人耳目聰明，耐老不飢。同金櫻子煎服，最補益人。

凡使，去殼用。

## 覆盆子

味甘，氣平，微熱。無毒。

主治男子腎虛精竭，陰痿不起，女人食之有子，益氣輕身，令人髮不白。五月採。

凡使，用東流水淘去黃葉并皮、蒂盡淨，酒蒸一宿，再以東流水淘二次，曬乾用。

## 大棗

味甘，平，性溫。陽也。無毒。殺烏頭毒，與生葱相刑，不宜同食。入藥去核。

---

1 動：原誤作"痛"。據《證類本草》卷二十三"藕蓮實"條引"孟詵云"改。

主助脉強神，大和脾胃，養脾開胃，助藥成功。治心腹之邪，安中，助十二經脉，能通九竅，補氣添津，益身強力，除煩悶，療心懸，定大驚，補不足。若心下痞滿及嘔吐者勿食服。齒唇有疾忌之。

## 桃仁

味苦、甘，性平。沉而降，陰中陽也。無毒。入手陽明大腸、足太陽膀胱、足厥陰肝經藥。

主潤大腸血秘之便難，破大腸久蓄之血結。治腰疼，通經脉，破癥結，療疝氣，止膀胱氣痛。治大腸破血，通用不缺。以其苦以泄滯血，甘以生新血，故凝血須用。又去血中之堅積，及通月經，老人虛秘，殺小蟲，除臟瘕邪氣，并卒暴擊血，止經行時滯血作痛，逐皮膚血熱燥癢，咳逆上氣，消心下堅，治痢下墜異常，中有紫血而又痛者，此爲死血。細研，與滑石行之。

桃花：味苦，氣平。無毒。主治鬼疰，除水氣，破石淋，利大小便，令人好顏色，下三蟲。三月三日採，陰乾。千葉[1]者不用，能令人鼻衄不止及目黃。

黃桃梟[2]：微溫。主殺百鬼精物，療中惡腹痛，辟怪魅五毒不祥，一名桃奴，又名梟景，是實著樹不落實中者。正月採之。

桃毛：主下血瘕，寒熱積聚，無子、帶下諸疾，破堅閉亂，取毛用之。

桃蠹：殺鬼邪惡不祥。食桃樹之蟲也。

莖白皮：味苦、辛。無毒。除邪鬼中惡腹痛，去胃中熱。

葉：味同。主治屍蟲出瘡中。

蟲膠：煉之，主保中不飢，耐風寒。

實：味酸，多食令人有熱及傷胃。

## 杏仁

味苦、甘，性溫。可升可降，陽也。有毒。惡黃芩、黃耆、葛根。解錫[3]毒。雙仁者勿用，能殺人，并毒狗。

---

1　千葉：花重瓣。

2　梟：原誤作「梟」。據《證類本草》卷二十三「桃核人」條改。

3　錫：原誤作「湯」。據《證類本草》卷二十三「杏核人」條改。

主利胸中逆氣之喘促，潤大腸氣閉之便難。潤肺治[1]咳而清音，止嗽通腸而利氣。療産乳金瘡，驚癇，咳逆上氣，腹響如雷鳴，喉痺，腹痺，心下寒及煩熱、奔豚風氣。治時行頭痛，解肌，消心下急，殺狗毒，潤燥，消宿食，細研用之。其性熱，因寒者可用。

其杏實，不可多食，能傷筋骨。散肺氣風熱。將仁燒令煙未盡，研如泥，裹納女人陰中，治蟲蛆。

### 宣木瓜

味酸，氣溫。無毒。入手太陰肺，足太陰脾，足厥陰肝經。皮薄微赤黃，香、甘、酸、不澀者佳。

主治脚氣之水腫，治霍亂之轉筋；療大吐之不止，利濕痺之難伸。止冷熱之痢，定心腹之疼。最能消腫止渴，亦可壯骨強筋助血，且降痰唾，專理脚氣攻心。入肝經，又補腎腰、膝、足之無力。調榮衛，助穀氣，導濕除邪。氣脫能收，氣滯能和，治腰脚不可缺也。

凡使，勿犯鐵器，用銅刀刮去粗皮。

### 烏梅

味酸，氣平。陽也。無毒。反黃精，不可并食。

主治便血癭痢及久嗽久痢，化痰下氣，止渴調中，療骨蒸勞熱，吐蛔蟲，生津液，除煩滿邪熱，收肺氣，澀腸止洩，袪瘧，補虛勞，安心，消酒毒，偏枯麻痺不仁，去黑黶。燒灰研末，傅一切惡瘡，出惡肉立盡。

### 梨

味甘，微酸，氣寒。無毒。

主治心煩，肺熱咳嗽，消渴，降痰，除客熱。梨者利也，能流利下行，消酒。多食令人寒中。若乳婦、金瘡忌之，血虛人宜少用。

### 沙糖

味甘，氣寒。無毒。與鯽魚同食生疳蟲，與葵菜同食生流澼。與竹筍同

---

1　治：原誤作"活"。據《證類本草》卷二十三"杏核人"條改。

食，不消化成癥。

主治心腹大腸熱，和中助脾。小兒多食損齒，發疳䘌、蟯蟲。甘能生濕，濕生火也。中滿、嘔家不宜用，以其甘故也。

### 胡桃

味甘，氣溫。無毒。卽核桃也。凡使，去殼、皮用。

主治腰痛，補下元，潤肌黑髮，令人肥健。取瓢燒令黑，未斷煙，和松脂研傅瘰癧瘡。又和胡粉爲泥，拔白鬚髮，以塞孔中，復生黑者。多食利小便，動風，生痰，能脫人眉，傷肺，去五痔。

外青皮[1]：厚染髭及帛皆黑。其樹皮上水，可染褐。仙方[2]取青皮壓油，和詹糖香塗毛髮，色如漆。生北地，云張騫從西域將來。其樹春斫，皮中出水，取汁沐頭髮至黑。其肉煮漿粥，下石淋良。

### 荔枝核

味甘，氣平。無毒。凡使，炒過爲末用良。

主治心痛，小腸氣，陰囊濕，疝氣，能散無形質之滯氣，故消瘤贅赤腫。

其肉止渴，益人顏色。生嶺南及巴閩。其果熟，百鳥食之皆肥。

### 葡萄

味甘，平。無毒。

主治筋骨濕痹，益氣倍力，強志，令人肥健，耐飢，忍風寒。可作酒，逐水利小便。生隴西山谷，七八月取。東南人食之多病熱，西北人食之無恙。蓋性能下走滲道，西北氣厚，人之稟亦厚，故無恙。其苗卽木通[3]。

### 栗子

味鹹，氣溫。無毒。

---

1 皮：原脫。據《證類本草》卷二十三“胡桃”條補。

2 方：原脫。據《證類本草》卷二十三“胡桃”條補。

3 其苗卽木通：據《證類本草》卷二十三“葡萄”條引《圖經》云：“故俗呼其苗为木通，逐水利小肠尤佳。”此俗呼爲“木通”，并非现今作爲利尿通淋藥通用的木通。

主益氣，厚腸胃，補腎氣，令人耐飢。《衍義》云：生者難化，熟者滯氣，膈食生蟲。所謂補腎者，以其味鹹也。

### 芰實

味甘，氣平。無毒。一名菱。

主安中，補五臟。頓食多則傷胃。

### 橙子皮

味苦、辛，氣溫。無毒。

主散腸胃之惡氣，逐脾胃之浮風。又能消食。其瓤味酸，去惡心。不可多食，傷肝氣。其形大於橘，皮厚而皺。

### 櫻桃

味甘，性熱。

主調中益氣，令人好顏色，美志。性大熱而發濕，《日華子》云：令人吐。《衍義》發明其熱，能致小兒之病。舊有熱病與嗽喘者，食之立病，多至不救。余曾見食多者鼻衄，盆餘不止，可不慎戒？《禮記》云：含桃可薦宗廟。又王維詩云：纔是寢園春薦後，非乾御苑鳥銜殘。

### 柿

味甘，氣寒。無毒。

主通耳鼻氣，治腸澼不足，止血，止嗽，除腹中宿血。

又乾餅：治小兒痢尤佳。

### 枇杷葉

味辛，氣平。無毒。

主治卒啘不止，下氣。

凡使，採得後秤，濕者一葉重一兩，乾者三葉重一兩，是氣足堪用。粗布拭去毛令盡，用甘草湯浸洗一遍，卻用綿再拭乾，以酥炙用。

### 柑子

味甘，大寒，無毒。

主利腸胃中熱毒，解丹石，止暴渴，利小便。多食令人脾冷，發痼癖，大腸洩。又有沙柑、青柑、山柑，體性相類，惟山柑皮療咽喉痛效。餘者皮不堪用。

### 甘蔗

味甘，氣平。無毒。

主下氣和中，助脾氣，推大腸。

### 安石榴

味甘、酸，氣平。無毒。凡使皮、葉、根，勿令犯鐵。若使石榴殼，不計乾濕，先用漿水[1]浸一宿，至明漉出，其水如黑汁。如用葉、根，亦如此制。病人戒食，其性滯，其汁惡而成痰。榴者留也。

主治咽乾燥渴，損人肺，不可多食。

殼：療下痢，止漏精。

東行根：殺寸白蟲。

其花百葉者，主治心熱吐衄，乾末吹鼻立止。若中蠱毒，以石榴皮煎汁飲之，吐出活物立愈。

### 楊梅

味酸，氣溫。無毒。

主去痰，止嘔噦，消食下酒。乾作屑，臨飲酒時服方寸匕，止吐酒。多食令人發熱。

### 林檎

味酸，甘溫，不可多食，能發熱澀，令人好睡，發冷痰，生瘡癤，脉閉不行。其形圓如柰，六七月熟。處處有之。

---

1　水：原誤作“漿”。據《證類本草》改。

### 海松子

味甘，小溫。無毒。

主治骨節風，頭眩，去死肌，變白，散水氣，潤五臟，不飢。生新羅，今改暹羅[1]。如小棗，三角，其中仁香美。東夷食之當果，與土松子不同。即今之松子是也。

### 橄欖

味酸，甘溫。無毒。

主消酒，療鯸鮐毒。人誤食此魚肝、迷悶者，可煮汁飲之，必解。其木楫撥著魚皆浮出，故知物有相制[2]如此也。

核中仁：研傅唇吻燥痛。《日華子》：開胃下氣，止瀉。多食致上壅。

### 烏芋

即經中鳧茨。其鳧喜食之。俗名荸臍。皮黑、肉白，能下石淋，又能辟蠱。將江南所產大者切片曬爲末，常隨身，每以白湯調四錢已。傳聞下蠱之家，有此物，便不敢使其術矣。

## 米穀部第五　計二十一味[3]

### 胡麻

味甘，氣平。無毒。有四種相似，皆稱胡麻，誤也。八棱者，兩頭尖，紫色，黑及烏油麻俱非。其巨勝有七棱，其色赤，味澀淡，乃真。一名巨勝，一名狗虱，一名方莖。又名青蘘，是其苗也。

主補傷中虛羸，安五臟，益氣力，長肌肉，填腦髓，堅筋骨，療金瘡止痛，及傷寒溫瘧大吐後，虛熱羸困。消風毒瘡瘍，久服明耳目。作油微寒，利大腸，胞衣不落。生者摩瘡腫，塗生禿髮。

制法：先以水淘，浮者去之，沉者搦出，令乾，以酒拌蒸，從巳至亥，曬乾。

---

1 今改暹羅：古本草無暹羅產海松子記載，恐是誤傳。
2 制：原脫，義不明。據《證類本草》卷二十三"橄欖"條補。
3 計二十一味：原無，據目錄補。

臼中杵去粗皮，拌小豆，相對同炒。候豆熟，去豆用之，上仍有皮，力在殼。

## 粳米

味甘，氣平。無毒。入手大陰肺經、手少陰胞[1]。

主止煩渴、洩，益氣力，平和五臟，補益胃氣，其功莫可及。與雞頭實[2]相合，煮粥食之，益精強志，聰耳明目。

陳倉米：味酸，氣溫。無毒。止煩渴，下氣開胃，消食止洩，補五臟，澀腸胃。

## 粟米

味鹹，微寒。無毒。

主去脾胃中熱，益氣，養腎氣。陳者味苦，亦主治胃熱消渴，利小便，止痢，能實胃。

## 麥蘗

味鹹、甘，氣溫。無毒。

主消宿食停滯，胸膈脹滿，破癥結冷氣，補脾開胃，消痰，理霍亂，寬腸下氣，催生產、落胎兒。亦行上焦，滯血及腹中鳴者宜用。又治產後秘結，膨脹不通。大麥初熟，人多炒而食之。此等有火，能生熱病，人故不知。大麥水浸之，生牙[3]爲蘗，伐戊己，腐熟水穀。久服消腎，不可多食，慎之。

制法：凡使，炒過，杵去皮。

## 薏苡仁

味甘，氣微寒。無毒。凡用顆小、色青、咬之黏齒者佳。

主理腳氣而除風濕，治痹弱筋急之拘攣。寧肺氣，療肺癰，除筋骨邪氣。

仁：利腸胃，下氣，消水腫，令人能食。益氣，下三蟲，治肺痿吐膿血，咳

---

1 胞：此書言心胞，常省略"心"字，特此說明。

2 雞頭實：頭，原誤作"豆"。據《證類本草》卷二十三"雞頭實"條引《經驗後方》改。

3 牙：通"芽"。

嗽涕唾上氣，心胸甲錯。凡人寒則筋急，熱則筋縮，用之能舒。須倍他藥見效，爲味淡性緩也。

### 浮小麥

味甘、鹹，氣微寒。無毒。

主治大人小兒骨蒸熱，止盜汗。沉者味甘，微寒。無毒。主除熱，止燥渴咽乾，利小便，養肝氣，止漏血、唾血。以作麴[1]，溫，清穀止痢；以作麪，溫，不能消熱止煩。麪熱而麩涼故也。麥，心之穀也，心病宜食。煎小麥湯飲之，治暴淋。

### 神麴

味甘，氣溫，大暖。純[2]陽。無毒。陳久者良，孕婦忌。入藥須炒過令香。六月六日，六神品全[3]者佳。

主治宿食不化，心膈氣滿，痰逆霍亂，赤白痢下，消水穀，破癥結，去冷氣，小兒腹堅大如盤，落胎，下鬼胎，調中下氣，開胃消食，使胃氣有餘，蕩胃中滯氣，能進食。與山查、麥芽，同治食積痰。性溫，入胃養脾。

麩皮麪：性涼，俱入大腸，消食積。

紅麴：主治血，消食，止赤白痢，下水穀，陳久良。

### 罌粟殼

味酸、澀，氣平。無毒。一云有毒。去筋膜，蜜炒。一名御米穀。

主治久痢，澀腸，能收固氣。東垣云：入腎治骨病尤佳。及虛勞久嗽，雖有劫病之功，然暴嗽泄利者戒慎。又云：今人虛勞嗽者，多用止嗽，及腎熱瀉痢者，用其止痢。治病之功雖急，殺人如劍，深可慎歟。余在都中，見一醫以此味治痢，余止之，患者弗信，暗加。後塞急而暴卒。誠哉！不可用也，故瑣言以叮嚀之。

---

1　麴：原誤作"麪"。據《證類本草》卷二十五"小麥"條改。

2　純：原作"絕"。據該書體例，當作"純"，因改。

3　六神品全：古代造神曲取諸神聚會之日，用白麪、青蒿、赤小豆、杏仁、蒼耳、野蓼六物，以配白虎、青龍、朱雀、玄武、勾陳、螣蛇六神，是爲六神品全。

粟[1]：味甘，平。無毒。主治丹石發作不下[2]食，和竹瀝煮作粥食之，極美，解愈。

## 麻仁

味甘，平，無毒。畏牡蠣、白薇，惡茯苓。凡使去殼用仁，入土者損人，不用。入手陽明大腸，足太陽膀胱經。

主治中風，汗出，皮膚頑痹，逐水、利小便，潤大腸之風熱燥結便難。又云：潤肺，利六腑之燥堅，止消渴，補中益氣，破積血，復血脉，催生及橫生、逆產，下乳并產後餘疾。長髮，可爲沐。久服肥健不老。

## 淡豉

味苦，氣寒。無毒。江西道地造者佳。

主治傷寒頭痛，寒熱瘴氣，惡毒煩燥滿悶，虛勞喘吸，心中懊憹，兩脚冷疼，嘔吐虛煩，勞食復，時疾發汗，及暴痢腹[3]痛，安胎。取汁服，殺六畜胎諸毒。

## 赤小豆

味辛、甘、酸，氣平。無毒。孫真人云：合魚鮓食，成消渴。

主治脚氣，大腹水腫，下水，排膿血，寒熱熱中消渴，止洩痢，利小便，吐逆，卒澼下脹滿，散毒。久食令人虛。

## 白扁[4]豆

味甘，氣微溫。無毒。俗呼羊眼豆。

主治霍亂吐瀉，清暑和中，下氣補脾胃，殺一切草木及酒毒，并河肫魚毒。

花：治女子赤白帶下。

葉：治霍亂吐下不止，搗爛敷蛇咬，效。

---

1 粟：此處指罌粟的種子。性質與罌粟殼大異，可作常食之品。

2 下：原誤作“不”。據《證類本草》卷二十六“罌子粟”條改。

3 腹：原誤作“復”。據《證類本草》卷二十六“豉”條改。

4 扁：原作“藕”，據目錄改。

## 酒

味苦、甘、辛,性大熱。微有毒。孫真人云:空腹飲酒醉,患嘔吐。

主殺百邪惡毒氣,通血脉,厚腸胃,御風寒霧氣,養脾扶肝,壯膽,行藥勢,能行諸經而不止。味辛辣者能散,爲導引,可以通行一身之表,至極高之分;苦者能下,甘者緩中,淡者利小便而下速也。丹溪云:酒濕中發熱,近於相火,性喜升,大傷肺氣,助火生痰,變爲諸病,可不慎歟? 謹戒之歟!

## 醋

味酸,氣溫。無毒。米醋入藥,糖[1]醋不入藥。陳久者良。一名苦醋。

主消癰腫,斂咽瘡,散水氣,殺邪毒,治産後及傷損金瘡血暈,下氣除煩,破癥塊堅積,婦人心痛血氣。多食損齒,損筋骨。治口瘡,以醋漬黃柏含之愈,卽醯。

## 飴糖

味甘,氣溫。無毒。糯米、粟米造者佳。入足太陰脾經。

主補虛乏,止渴,消痰潤肺,和脾胃,去血,魚骨鯁[2]喉中,及誤吞錢環,服之出。中滿不宜,嘔吐并忌。能大發濕中之熱。

## 菉豆

味甘,寒。無毒。

主治丹毒煩熱,風疹,藥石發動,熱氣奔豚。生研汁服,亦煮食,消腫下氣,壓熱解石。用之勿去皮,令人小壅。當是肉平,皮寒。圓小綠者佳。

## 蕎

味甘、平,氣寒。無毒。忌與猪、羊肉并食,成癩風。

實:主助胃益氣力,久食動風,令人頭眩。和猪肉食,患熱風,脱眉髮,動

---

1 糖:《本草綱目》卷二十五"醋"條作"糠"。
2 鯁:原誤作"硬"。據《證類本草》卷二十四"飴糖"條改。

諸病。猶挫丹石，能煉五臟渣穢，續精神，作飯與丹石人[1]食之良。其飯法：可蒸使氣餾，於烈日中暴令口開，杵取仁，作飯。

葉：作[2]茹，食之下氣，利耳目。多食卽微泄。燒其穰，作灰，淋洗六畜瘡并驢馬躁蹄。

### 醬

味鹹、酸。無毒。爲調和之主。

主治冷痢，除熱，止煩滿，殺百藥、熱湯及火毒。

### 黍米

味甘，氣溫。無毒。

主益氣補中，多食令人煩。乃肺之穀也，肺病宜食之。

### 粱[3]米

味甘，氣微寒，無毒。有青粱、白粱、黃粱，皆粟類也。

主治胃痹，熱中消渴，止瀉痢，利小便，補中益氣。

### 大豆黃卷

味甘，平。無毒。卽黃豆芽也。

主治濕痹筋攣膝痛，五臟胃氣結積，益氣止毒，去黑奸，潤澤皮膚。豆有黑、白二種，惟黑者入藥更佳。

---

1　人：原脱。據《證類本草》卷二十五“蕎麥”條補。

2　作：原誤作“如”。據《證類本草》卷二十五“蕎麥”條改。

3　粱：原作“梁”，據《證類本草》卷二十五“青粱米”條改。

# 卷下

錢塘　元實甫　梅得春　編集

馬平　夷仲甫　陸可行　考訂

楚零　可貞甫　王有恒　同校

周南　君采甫　王納諫　梓行

　　楚靖　後學　陳謨　謄次

# 金部第六 計十一味[1]

《金石論》云：觀夫金石之藥，舊本贊其功力，非云神仙，卽云不老；不曰補腎，則曰興陽。嗟乎！斯道之謬也。以剽悍之劑，而制氣血之軀，則其爲禍匪細，況博濟乎！故丹溪先生恐人惑用，略不載之。茲既纂成一帙，少有不備，非全書矣。顧其中亦有不可闕者，是僅存之，以俟審擇。若不明其禍端，正謂隱惡揚善，其誤人之責歸誰歟？

### 金屑
味辛，有毒。

主鎮精神，堅骨髓，通利五臟，除邪氣。産益州，採無時。

金箔：同。味辛、平。無毒。主鎮心神，安魂魄，定驚悸，治癲狂，小兒傷風、驚風、癎風失志。丸藥多用爲衣。

### 銀屑
味辛，平。有毒。

主安五臟，定心神，止驚悸，除邪。生永昌，採無時。

### 生銀
寒，無毒。一云有毒。

主治熱狂驚悸，發癎恍惚，夜臥不安，邪氣譫語鬼祟，服之卽定。又能明目鎮心，安神定志，小兒諸熱丹毒，并以水磨服，功勝紫雪。出饒州樂[2]平、處州諸坑生銀礦中，形如硬錫，文理粗錯自然者真。

注解：凡金銀銅鐵器用在藥中時，惟將各器安置於藥中，借氣以生藥力而已，勿誤入藥中用，否則消人脂，且要中毒，餘仿此。

### 密陀僧
味鹹、辛，平。有小毒。卽煉銀淡爐底也。又云味酸、辛。

---

1　計十一味：原無，據目錄補。
2　樂：原誤作“落”。據《證類本草》卷四“生銀”條改。樂平，今屬江西。

主治久痢，五痔，金瘡。面上皯，作膏藥用之。

制法：搗令細，於瓷鍋中，用厚紙盛柳蛀末焙之，下東流水，煮一伏時，去柳袋取用。

### 鐵精

微溫。

主明目，化銅，療驚悸，定心氣，小兒風癇，陰癀脱肛。出自鍛灶中，紫色者佳。

### 鐵漿

按：取諸鐵於器中，以水浸之，經久色青沫出，卽堪染皂。

解諸毒入腹。服之亦鎮心，治癲癇發熱，急黄[1]狂走，六畜癲狂，人爲蛇、犬、虎、狼、毒刺、惡蟲等齧，服之使毒氣不入内。

### 秤錘

味辛，溫。無毒。

主治賊風。止産後血瘕腹痛，及喉痹寒熱，燒紅令赤透，投酒中，乘熱飲之。時俗呼爲血瘕兒枕，産後疼痛不止難忍。又産後金瘡血暈，并諸病暈眩者，用鐵秤錘燒紅，以米醋淬沃之，使觸氣於鼻中，愈。

### 鐵華粉

味鹹，平。無毒。

主安心神，堅骨髓，強志力，除風邪，養血氣，磨腹中硬塊，延年，去百病，隨冷熱合和諸藥，用棗膏爲丸。

取華法：將鋼鍛作葉片如笏，剉令光淨，以鹽水洒之，投於醋甕中，陰處埋之。百日鋼上衣生，卽華成也。刮取研乳極細，篩去不成粉粗頭，將細者再乳如麪，入丸散，功遜於鐵粉也。

---

1　黄：原脱。據《證類本草》卷四"鐵精"條引"陳藏器"補。

### 古文錢

味平。

主去翳障，明目，療風赤眼，以鹽鹵浸用。治婦人橫產，心腹痛及月膈五淋，燒以醋淬用。

錫銅鏡鼻：主女子血閉癥瘕，伏腸絕孕，及伏尸邪氣。生陽山谷。

### 馬銜

味辛，無毒。

主治小兒驚癇，妊婦難產，臨產時手持之卽生，服汁一盞。此爲彎嚼口鐵也。《本經》"馬"條注中以略言之。

### 銀膏

味辛，大寒。

主治熱風心虛驚癇，恍惚狂走，膈上熱，頭面熱，風衝心上下，安心神定志，明目，利水道。治失心風，健忘。

其法：以白錫和銀箔、水銀合成，亦補牙齒缺落，合煉凝硬如銀，務要得法。

以上金部之藥，時人方中罕用，但舊本曾備，難以闕之。僅採其尤者數品，纂入以備考擇，庶爲全書云。

## 玉石部第七 計六十一味[1]

### 玉屑

味甘，氣平。無毒。惡鹿角。

主除胃中熱，喘息煩滿，止渴。唐·楊貴妃含玉嚥生津，以解肺渴。

### 丹砂

味甘，氣微寒。無毒，煉服則有毒。惡磁石，畏城水。

解曰：砂有百等，不可一概論之。有妙硫砂，如拳許大，或重一鎰。有十四面，面如鏡。若遇陰沉天雨，其鏡面上卽有紅漿汁出；有梅柏砂，如梅子

---

1　計六十一味：原無，據目錄補。

許，夜有光生，照見一室；有白庭砂，如帝珠子許，面上有小星現；有神座砂，又有金座砂，玉座砂，不經丹竈，服之而延年益壽。次有白金砂、澄水砂、陰成砂、辰錦砂、芙蓉砂、鏡面砂、箭鏃砂、曹末砂、土砂、金星砂、平面砂、神末砂、豆瓣砂，已上不能備述。出自辰州，一名辰砂。其色丹，又名朱砂，此總名也。大塊光明者，研細水飛用。

主治心煩熱渴，養精神，安魂魄，益氣明目，納浮溜之火而鎮安心神，通血脉，殺精邪鬼魅，療瘡瘍疥瘻。久服通神。小兒初生，細研，蜜調少許，塗口中，吮之良。又痘瘡將出，蜜調服之，解痘毒，出稀少有驗。又云：能祛邪而逼鬼祟，定魂魄而制癲狂。

制法：凡修事朱砂，先於一靜室內，焚香齋沐，然後取砂伍兩，以香水浴，拭乾，卽碎搗之。後向一缽中，研三伏時，竟將砂放瓷鍋中，用甘草、紫背天葵一鎰，五方草自然汁一鎰，以東流水量加煮，亦三伏時，令水盡闕，識時候滿[1]，去其三味，再入青芝草、山須草兩半[2]，蓋之，下十斤火煅，從巳至子時方歇。候冷，再研似粉。如要服，則入[3]煉蜜丸如細麻子大，空心服一丸。如入藥用，亦照此法煅之。凡煅自然住火。

## 雲母

味甘，氣平。無毒。澤瀉爲使。畏鮀[4]甲及東流水。一名雲珠，色多赤；一名雲華，五色；一名雲英，色多青；一名雲液，色多白；一名雲砂，色青黃；一名磷石，色正白。生太山、齊、廬山、琅琊山谷北定山石間[5]。二月採。

主治身皮死肌，中風寒熱，如在舟船上。除邪氣，安五臟，益精明目，下氣堅肌，補中續絕，療五勞七傷，虛損少氣，止痢。

制法：其色黃黑，厚而頑，赤色者，及經婦人手把過，俱不中用。須取光潤如冰者爲上。凡修事，每乙斤，先用小地膽草、紫背天葵、生甘草、地黃汁

---

1 令水盡闕識時候滿：《證類本草》卷三"丹砂"條引"雷公云"作："勿令水火闕失。時候滿……"

2 兩半：《證類本草》卷三"丹砂"條引"雷公云"作"半兩"。

3 入：原誤作"如"。據《證類本草》卷三"丹砂"條引"雷公云"改。

4 鮀：原誤作"駝"。駝無甲。鮀，卽鼉，今鱷魚之類。據《證類本草》卷三"雲母"條改。

5 北定山石間：原作"此定山石門"。據《證類本草》卷三"雲母"條引《別錄》改。

各一鎰，乾者細剉，濕者取汁，俱放於瓷鍋中。下天池水三鎰，柴火煮七日夜，水火勿令失度，其雲母自然成碧玉色。將在鍋底者，卻猛投天池水煮，以竹攪之，浮起如蝸涎者去之[1]。如此三次，淘淨，先預備沉香末一兩，以天池水煮沉香湯三升，分爲三分，再淘雲母漿，澄畢，去清水，澄底雲母日曬乾，聽用。

### 石鍾乳

味甘，氣溫。無毒。蛇床爲使。惡牡丹皮、玄精石、牡蒙。畏紫石英、蘘草。

主治咳逆上氣，明目益精，安五臟，通百節，利九竅，下乳汁，益氣，補虛損，療脚弱疼冷，下焦傷竭，強陰。久服好顏色，令人有子。不煉，服之令人淋。一名蘆石，一名公乳，一名夏石。生少室[2]山及泰山，採無時。此剽悍之藥，慎戒勿服。服之則多發渴、淋，爲禍不淺淺也。

制法：其頭粗厚并尾大者爲孔公石，不用[3]。色黑及經[4]大火驚過、并久在地上收者、曾經藥物制過者，俱不堪用。須要鮮明、薄而有光潤者，似鵝翎管子爲上，有長五六寸者。凡修事，以五香水煮過一伏時，然後擼去，再用甘草、紫背天葵汁，再煮一伏時。每捌兩用沉香、零陵[5]香、藿香、甘松、白茅各壹兩，以水煎煮過一度了，第三度方用甘草等三味各貳兩再煮了，漉出拭乾，緩火焙，杵碎，令少壯人兩三個，不住手研三日夜，勿歇，用水飛過澄了，以絹籠之，日曬乾。又入鉢乳二三萬遍，極細。用瓷器收貯聽用。

### 石膏

味辛、甘，大寒。沉而降，陰中之陽。無毒。入手太陰肺經，手少陽三焦經，足陽明胃經。雞子爲使。惡巴豆、鐵、莽草。

主治中風寒熱，心下逆氣驚喘，口乾舌焦不能息，腹中堅痛，產乳金瘡，中熱發熱，惡熱燥熱，日脯潮熱，傷寒時氣，肌肉壯熱，頭痛如裂，大渴引飲。清金制火潤肺，除三焦火熱，瀉胃火，消中化斑，止上下牙痛。以辛也，故能解

---

1　之：原誤作“去”。據《證類本草》卷三“雲母”條引“雷公云”改。
2　室：原誤作“石”。據《證類本草》卷三“石鍾乳”條引《別錄》改。
3　用：原誤作“是”。據《證類本草》卷三“石鍾乳”條引“雷公云”改。
4　經：原誤作“驚”。據《證類本草》卷三“石鍾乳”條引“雷公云”改。
5　陵：原脱。據《證類本草》卷三“石鍾乳”條引“雷公云”補。

肌出汗，上行至頭；以甘也，故能緩脾益氣，止渴生津。胃虛寒之人不可服。若揩齒能堅，益齒。治滿口破瘡及爛齒痛出血，研細，水飛熬膏，以甘草、冰片收之，傅含甚妙。研末醋丸，治食積痰火，瀉胃火。《藥性》云：制火邪，清肺氣。仲景有白虎之名，除胃熱，奪其食。易老云：大寒之劑，墜頭疼，解肌而止消渴，發汗，解煩熱、風熱。

凡用，細理白澤者佳，黃色者令人淋，勿用。

方解石：此石雖白，不透明，止有體重，其性燥，其質堅及寒而已。求其所謂石膏而可為三經之主者安在哉？醫欲責效，不亦難乎？又云：軟石膏研末醋丸。以瀉胃火、痰火、食積殊驗。生錢塘，如棋子白澈最佳，彭城亦好。又一種玉火石，醫人常用之，云味甘、微辛，溫。治傷寒發汗，止頭痛目昏眩，與石膏等，故附之。煅，傅諸瘡，生肌止痛。

制法：用石臼中搗成粉，以絹羅過，用生甘草水飛過，澄，曬乾，重加研細聽用。

### 滑石

味甘，氣寒。沉而降，陰也。無毒。石葦為使。惡曾青。入足陽明胃經。

主治身熱洩澼，女子乳癰，癃閉，利小便，通九竅，泄上氣，蕩胃中積聚寒熱，益精氣，燥濕，實六腑，化食毒，行積滯，逐凝血，解煩渴，補脾胃，降心火之要藥也。且分水道。

凡使，白如凝者、軟滑者佳。其青黃、烏黑色，及白解石、綠滑石、冷滑石皆不入藥。其中青黑色于石上者，殺人。若色如冰白，清，畫石上有白膩文者真。

制法：先以刀刮研如粉，以牡丹皮同煮一伏時，去丹皮，再用東流水煎甘草湯淘過，曬乾聽用。如無甘草水淘過，不可用。

### 朴硝

味苦、辛、鹹，氣寒。沉而降，陰也。無毒。畏麥句薑。初採得即煎成者是也。青白色者佳，黃者傷人，赤者殺人。一名硝石朴。生益州山谷，有鹹水之陽。採無時。

主治百病寒熱邪氣，逐六腑積聚結固，留癖留血，停痰痞滿，大小便不通，推陳致新，天行熱疾，消腫毒，排膿，軟堅，能化七十二種石。煉餌服之，輕身。又云：煎作芒硝功卻緩。

## 芒硝

味辛、鹹、苦，性大寒。沉而降，陰也。無毒。使、惡同前。水煎朴硝，傾木盆中，結芒有廉棱者是也。形似麥芒，故曰芒硝。

主治五臟積熱胃閉，除邪氣。辛能潤燥，鹹能軟堅，破留血，除痰實，利大小便，通月水，破五淋，推陳致新，下瘰癧黃疸，墮胎。治漆瘡，以汁傅之。

制法：先以水飛過，用綿紙五六重盛吊，滴淋於鐺中，曬乾，研粉聽用。

## 玄明粉

味辛、甘，氣寒。又云：以火煅成，性溫。陰中有陽。無毒。

主治心熱煩燥，咽喉腫痛，并五臟宿滯，破癥結，滌腸胃間宿垢，軟積開痰，明目，退膈上熱，大除胃熱，消腫毒。虛而無實熱者不可用。久服令人精滑。丹溪云：硝是太陰之精華，水之子也。以火煅而成粉，性溫，而不能輕服。

制法：用朴硝不拘多少，同萊菔根切片，東流水煮，勿令水火失度，煎一晝夜，煮化，揀去萊菔根，將水潑於新磚上，待其水滲乾後出粉，日每以鵝翎掃收於瓷器中聽用。

又法：用皮硝一百斤，將水二十碗煮化，水少再添，以化盡爲度。綿布濾去沙土，以硝汁和蕎麥麪二斗，揉成餅，安鋪蒸籠內，鍋中或切萊菔，或切冬瓜，加河水微火蒸，上氣，再加大火蒸，以乾爲度。取去冬瓜、蘿蔔不用，只用水，將缸盛露一宿，提起牙子，焙乾爲末，入罐封固。先文，後武火，煅五炷香，取升清者入眼科用，其濁者每斤加粉草一兩，共研爲末，任治諸疾。

## 硝石

味苦、辛，大寒。無毒。惡苦參、苦菜。畏女菀[1]。火爲之使。

主治五臟積熱，胃脹閉，滌去蓄結飲食，推陳致新，除邪氣，療腹中大熱，十二經脉中百二十種疾，暴傷寒，止煩滿消渴，利小便及瘻蝕瘡。煉之如膏，

---

1 菀：原誤作"苑"，據《證類本草》卷九"女菀"條改。

乃天地至神之物，能化七¹十二種石。又名芒硝，出隴西武都西羌。

制法：研如粉，將瓷瓶用鹽泥固濟，陰乾，安於五斤火中煅令通赤，投硝石於瓶內，待硝化，伏火一夜，次日打碎瓶子，取出，研爲細末。每四兩加雞腸菜、柏子仁等分爲末，和如薩蒂珠子大十五枚，以丸盡爲度，候乾，研末聽用。

### 紫石英

味甘、辛，氣溫。無毒。長石爲使。畏扁青、附子。不欲黃連、麥句薑。入手少陰心經、足厥陰肝經藥。

主治心腹咳逆邪氣，補不足，女人風寒在子宮，十年無子。寒熱邪氣、結氣，補心氣虛，定驚悸，安魂魄，填下焦，止消渴。又散癰腫，醋淬調敷。一云止崩，又曰胎宮乏孕，有再弄璋之慶。

明澈如水晶，紫色達頭如樗蒲者。得茯苓、人參、芍藥，共療心中結氣；得菖蒲、天雄，共療霍亂。

白石英：味同。治咳嗽吐膿，風濕痹，安魂，強陰道。

### 赤石脂

味甘、酸，氣溫。陰中之陽。無毒。惡松脂、大黃，畏芫花。

主治腹痛洩澼，下痢赤白，小便不利，女人崩中漏下，產難、胞不下。吐衄血，澀精淋瀝，明目，養心氣，益精，定驚悸，固腸胃。及療癰疽瘡痔，治腿腳濕腫，没皮連片等瘡。煅傅，生肌合口。

按：五色石脂各入五臟補益。澀可以去脱，爲收斂之劑。胞衣澀滯，用之立下。正謂：赤入丙，白入辛²也。

### 雄黃

味苦、甘、辛，氣溫。有毒。

主治寒熱，鼠瘻惡瘡，疽痔死肌，疥癬䘌瘡，鼻中息肉，及絶筋破骨，百節

---

1　七：原脱。據《證類本草》卷三“消石”條補。

2　赤入丙白入辛：丙屬火，辛屬金。李時珍謂“赤白兩種，一入氣分，一入血分，故時用尚之。”

中大風，中惡蠱毒，腹痛，癲癇，嵐瘴，殺精物惡鬼邪氣，百蟲毒，勝五兵，殺諸蛇虺毒，解藜蘆。煉服食久，輕身，可致神仙。佩之鬼神不能近，入山林虎狼伏，涉川澤毒物不敢傷。妊婦佩之，轉女成男。出武都山，赤如雞冠，明而不臭者佳。可入丸。末藥亦可療瘡。

又有黑雞黃、自死黃、夾膩黃，其形似雄黃，多臭，不堪入藥。時人以醋洗之，三兩次便無臭氣，勿誤用也。內夾膩黃，乃一重石夾一重黃，不堪用。

制法：凡修事，先以甘草、紫背天葵、地膽草、碧棱花，細剉各五兩，雄黃三兩，下東流水煮三伏時，漉搗如粉，水飛，澄去黑者。其內亦有劫鐵石於中，又[1]號赴矢黃，并不入藥，揀去，再乳極任用。

### 石硫黃

味酸、甘，性大熱。有毒。舶上來者，黃色瑩淨，良。

主治婦人陰蝕、疽痔、惡瘡，及下部䘌蟲、疥蟲，止血，更堅筋骨，療頭禿，及心腹疹癖冷氣，咳逆上氣，脚冷疼弱，壯陽道，治下元虛冷，元氣將絕，久患寒疾，脾胃虛弱，垂命欲盡，服之皆效。中病便已，不可過施。至陽之精，能化金銀銅鐵等物。生東海山谷，乃礬石液也。且療老人風秘。

制法：每四兩，以龍尾蒿自然汁一鎰，東流水三鎰，紫背天葵汁一鎰，粟遂子莖汁一鎰[2]，四件令攪勻沙鍋中，用六乙泥固濟底下，將硫黃打碎入鍋，以前藥汁漸漸添入，煮乾爲度。再以百部末拾兩，柳蟲末[3]二斤，一簇草[4]二斤，細剉之，用東流水與藥等，再煮二伏時，取出，再用熟甘草湯洗過，入缽內乳二三萬轉，極細無聲方用。

### 靈砂

味甘，性溫。無毒。一名二氣砂。惡磁石，畏鹽水。

---

1　又：此後原衍"有"字。赴矢黃卽劫鐵石異名，衍"有"字則易誤爲另物，故據《證類本草》卷四"雄黃"條刪。

2　一鎰：原脱。據《證類本草》卷四"石硫黃"條補。

3　柳蟲末：蟲，《證類本草》卷四"石硫黃"條引"雷公云"作"蚰"。《廣韻·送韻》："蟲，蟲食物。或作蚰。"據此，柳蚰末乃柳木爲蟲食之末，非柳木蛀蟲之末。

4　草：原誤作"宜"。據《證類本草》卷四"石硫黃"條改。

主治五臟百病，養精神，安魂魄，益氣明目，鎮心，通血脉，定怔忡，消煩滿，殺惡鬼精魅。久服通神明，可至神仙，令人心靈。

煉法：以水銀一兩，硫黃六銖，細研，先炒作青砂頭，後入水火既濟爐，抽之如束鍼紋者，成就也。

### 硇砂

味鹹、苦、辛、酸，性大熱。有大毒。畏漿水。忌羊肉。

主消積聚痃癖，痰飲氣塊，破結血爛胎，止痛下氣，療宿冷，去惡肉，生好肌，磨目翳。不宜多用，腐壞人腸胃。柔金銀，可爲焊藥。騸馬藥亦用。出西戎，形如牙硝，光淨者良。

制法：用水飛澄，去土石，入甕器中，重湯煮，不宜生用。

### 硼砂

味苦、辛，氣平。無毒。一名蓬砂，又名鵬砂。

主治咽喉痛痹，消痰止嗽，破癥結。清上焦口瘡，含化嚥津，緩以取效。舌之上下起泡腫脹，破成頑瘡，不能斂口，飲食難下，用一米許，内患處，效。可合金銀焊藥。

### 水銀

味辛，氣寒。滑重有毒。出自丹砂中，一名汞。畏磁石。

主治疥[1]瘻，痂瘍白禿，殺虱，墮胎，除熱。以傅男子陰，陰消無氣。殺金銀銅錫毒。熔化還復爲丹。得鉛則凝，得硫黃則結，并棗肉研之則散，得紫河車則伏。

制水銀法[2]：凡使，勿用馬齒莧及諸草中取者，并朱漆中及經別藥制過者、屍棺中殮過者、并半生半死者。須要朱砂中產出水銀，微紅色，收得以葫蘆貯之。先以紫背天葵、夜交藤二味搗自然汁，煮一伏時，其毒自退。每拾兩，前二味汁各七鎰，和合煮足爲度。煉粉另有制法。

---

1　疥：原誤作"疹"。據《證類本草》卷四"水銀"條改。
2　製水銀法：原誤置"輕粉"條後，今正。

### 輕粉

味辛，氣寒。無毒。飛煉水銀爲之。一云有毒。忌一切血。畏磁石、石黃。一名水銀粉。

主治大風癲疾瘰癧，殺瘡疥癬蟲，生肌合口，及鼻上酒齇，風瘡燥癢，通大腸，傅小兒疳瘡。

### 白礬

味酸，氣寒。無毒。甘草爲使。惡牡蠣，畏麻黃。白透光明者佳。一名羽澤。生河西山谷及隴西武都石門，採無時。

主治寒熱瀉痢，白帶、陰蝕，諸惡瘡，發背癰疽，瘰癧疥癬，目痛，堅骨齒痛，去鼻中息肉，除風，消風壅風涎，及心肺煩熱，喉痹急痛，止渴，并諸瘡癬癢燥。岐伯云：久服傷人骨。能使鐵爲銅。

制法：取光明如水晶，酸鹹澀味全者，研如粉，置容三升許瓷瓶一具，以六一泥固濟，安火畔炙乾，入礬末大半瓶，以文火燒炙。加五方草、紫背天葵搗自然汁各一鎰，徐徐添入，待汁乾，以泥封口，用武火一百斤煅，從巳至未，方去火，取出瓶，待冷敲碎，其色如銀。再研細如粉，任用。

### 砒霜

味苦、酸，氣溫。有毒。畏巴豆、冷水、醋、水銀。出信州官井，鑿取者須要其色黃赤、明徹不雜爲佳。

主治諸瘧及風痰在胸膈，可作吐藥，又能消肉積。不可輕用，大能傷人。時人以爲毒藥，乃飛煉砒黃而成，煉別有法。

制法：凡使，用小瓶一個，盛砒後入紫背天葵、石龍芮二味，以火從巳至申，更用甘[1]草水浸，自申至子，拭乾[2]，入器，於火中煅[3]，研二三萬下用之。

### 無名異

味甘，平。出大食國，生石上，狀如黑石炭，蕃人以油煉如黳石，嚼之

---

1　甘：原誤作“凡”。據《證類本草》卷五“砒霜”條改。

2　乾：原脱。據《證類本草》卷五“砒霜”條補。

3　煅：原作“乾”。據《證類本草》卷五“砒霜”條改。

如錫[1]。無毒。

主治金瘡折傷內損，止痛、生肌肉。

### 食鹽

味鹹，無毒。多食傷肺，喜咳成哮，煅過用。入足少陰腎經。

主殺鬼蠱邪疰毒氣，下部䘌瘡，傷寒寒熱，吐胸中痰癖，止心腹卒痛，堅肌骨。治小便淋瀝不通，用鹽泥作餅，安臍中，艾灸[2]，或炒鹽熨臍及小腹，效。

### 青鹽

味鹹，氣寒。無毒。出西羌者佳。

主治頭疼牙痛，固齒，烏鬚，明目，補下元，益氣，堅肌骨，去煩熱痰滿，齒舌出血，療腹痛，滋腎水。

### 空青

味甘、酸、鹹。無毒。生益州及越巂山谷有銅處，銅精熏則生空青，其中空而有汁，能療瞽。三月中旬採無時。

主治青盲耳聾，明目，利九竅，通血脉，養精神，益肝氣，療目赤痛，去膚瞖，止淚出，利水道，下乳汁，通關節，破堅積。能化銅爲鐵。

### 曾青

味酸，微寒。無毒。畏菟[3]絲子。

主治目痛，止淚出，風痹，利關節九竅，破癥堅積聚，養肝膽，除寒熱，殺百蟲，療頭風，腦中寒，止煩渴，補不足，盛陰氣。能化金、銅。

制法：勿[4]誤使夾石及銅青。每壹兩用紫背天葵、甘草、青芝草，乾濕各壹

---

1　錫：原誤作“鍚”。據《證類本草》卷三“無名異”條改。
2　安臍中艾灸：原誤作“安胎中艾蒸”。考《證類本草》卷四“食鹽”條引《藥性論》云：“小兒卒不尿，安鹽於臍中灸之。”據改。
3　菟：原作“兔”，本書“菟絲子”以“菟”字爲多，《證類本草》此藥正名亦作“菟”，故此藥名凡“兔”字均徑改爲“菟”。
4　勿：原脫。據《證類本草》卷三“曾青”條補。

鎰，并細剉，放沙鍋內，加東流水煮五晝夜，勿令水火失度。取出，再以東流水浴過，研如粉用。

### 禹餘糧

味甘，寒，氣平。無毒。一名白餘糧。生東海池澤及島中。

主治咳逆，寒熱煩滿，血閉癥瘕，大熱。療小腹痛結煩疼。煉餌服之。且療崩漏。

### 綠礬

性涼，無毒。

主療喉痹，蟲牙口瘡，及惡瘡疥癬。釀鯽魚燒灰和服，療風瀉血。

### 磁石

味辛、鹹，氣寒。無毒。一名玄石。生有鐵處。柴胡爲使。惡牡丹、莽草。殺鐵毒。

主治周痹風濕，肢節中痛，不可持物，洗洗酸。除大熱煩滿，耳聾，能養腎臟，益精強骨，通關節，消癰腫鼠瘻，頸核痛，小兒驚癇。煉水飲之，亦令人有子。

制法：凡使，勿誤用玄中石、中麻石。二物相似，誤服令人生惡瘡，不可療。若驗真者，一斤重磁石，能吸一斤鐵者名延年沙，四面只吸得半斤鐵者名續採石，四面只吸得五兩以來鐵者曰磁石。每一斤用五花皮一鎰，地榆一鎰，故綿一十兩，三件并剉細，石下捶[1]碎作二三十塊，將四味用放沙鍋中，加東流水煮三日夜，勿令水火失度，拭乾，布裹，向大石上再捶令細，入石研中研極細，再入缽，乳無聲方用。

### 凝水石

味辛、甘，氣大寒。無毒。一名寒水石。解巴豆毒，畏地榆。

主治身熱，腹中積聚邪氣，皮中如火燒煩滿，水飲之。除時氣熱盛，五臟

---

1 捶：原作"搥"。同"捶"，據改。

伏熱,胃中熱,止渴,利水腫,小腹痹。久服不飢。色如雲母、可析者良。鹽之精也。

制法:每十兩,用薑汁一鎰煮,汁盡爲度。研如粉用。

## 陽起石

味鹹,微溫。無毒。一名羊起石,即雲母根也。

主治崩中漏下,破子臟中血,癥瘕結氣,寒熱腹痛,暖子宮,以壯元陽,令人有子。療陰痿不起,補不足,及男子莖頭寒,陰下濕癢,去臭汗,消水腫。久服不飢。

## 孔公蘗

味辛,氣溫。無毒。一名通石。殷蘗根也,青黄色。木蘭爲使。畏細辛。桑螵蛸爲使。惡澤瀉、菌桂、雷丸、蛇蜕。畏菟絲子。

主治傷食不化,邪結氣,惡瘡疽瘻痔,利九竅,下乳汁,男子陰蝕,及傷食病,常欲眠困。

## 珊瑚

味甘,氣平。無毒。紅潤如玉者佳。

主治宿血,去目中翳。鼻衄,爲末吹鼻中。又鎮心止驚。

## 石蟹

味鹹,氣寒。無毒。云是尋常蟹,年月深久,水沫相著,因化成石。每遇海潮即飄出。又一般入洞穴,年久亦然。

主治青盲目淫膚翳,及漆瘡。生海南。

又云:浮石:平,無毒。止渴,治淋,殺野獸毒。其石蟹皆研極細,水飛過入諸藥佐用,點眼良。又云,解一切毒,蠱毒,催生落胎,療血暈,消癭,治天行熱疾。并用熱水磨服。

## 馬腦

味辛,氣寒。無毒。

主辟惡，熨目赤爛。紅色似馬之腦，亦美石之類，重寶色也。生西國玉石間，中國皆以爲器。

### 天子藉田三推犁下土

無毒。

主治驚悸癲邪，安神定魄強志。入官不懼，利見大人，宜婚市。王[1]者所封五色土亦其次焉。已前主者，宜水服正[2]。

### 伏龍肝

味辛，氣溫。無毒。

主治婦人崩中吐[3]血，止咳逆血，消癰腫毒。《日華子》云：性熱，微毒，治鼻紅、腸風，帶下血崩，泄精尿血，催生下胞，及小兒夜啼。

制法：凡使，勿誤用灶下土，是十多年灶額内火氣積結，赤色如石，中黃，形八棱。取出細研，用滑石水飛過兩遍，乾，用絹包，子時分安于原額中一伏時，再乳無聲方用。

### 石灰

味辛，溫。陳久年深者佳。

主治疽瘍疥瘙，熱氣惡瘡死肌，癩疾，墮眉，殺痔漏蟲，去黑子息肉，療髓骨疽，收金瘡口。

制法：用米醋浸一宿，漉出待乾，下火煅，令腥穢氣取出，瓦瓶盛貯，密蓋放冷，拭去灰塵令淨，研乳極細用。

### 鐺墨

卽鍋煤墨。

---

1　王：原誤作“主”。據《證類本草》卷四“天子藉田三推犁下土”條改。
2　已前主者宜水服正：義不明。《證類本草》卷四“天子藉田三推犁下土”條引“陳藏器餘”作：“已前主病，正爾水服。餘皆藏寶。”謂此土可水服，治前述所主疾病。餘皆作爲收藏物寶而珍之。
3　吐：原誤作“血”。據《證類本草》卷五“伏龍肝”條引《別錄》改。

主治蠱毒，中惡血。以酒或水調，細研，溫溫服之。又塗金瘡，生肌止血。毒瘡在面，慎勿塗之，黑入肉如印難脫。

### 鉛[1] 丹
味辛，氣微寒，有毒。卽黃丹，乃鉛化而成也。

主治吐逆反胃，驚癇癲疾，除熱下氣，止小便，去毒熱，金瘡溢血，袪瘕化積。熬膏藥，生肌止痛。經云[2]：收斂神氣以鎮驚也。

### 胡粉
味辛，氣寒。無毒。一名錫粉。又云卽金花鉛所作。又，查非鉛粉也。

主治伏尸毒螫，殺三蟲，去鱉瘕，療惡瘡，墮胎，利小便。

### 酸[3] 漿水
味甘、酸，氣微溫。無毒。粟米新熟白蒼者，煎令如醋者佳。不可同李食。

主治霍亂洩痢，調中開胃，化滯物，解煩渴，開胸引氣，消宿食，醒睡，調和腑臟，宣和強力，白人膚體如絹帛。因其常用，故人不齒其功。冰漿至冷，婦人懷妊忌之。

### 青礞石[4]
主治食積不消，留滯在臟腑宿食，癥塊久不瘥，及小兒食積羸瘦，婦人積年食癥，攻刺心腹。得硇砂、巴豆、大黃、三棱等味良，可作丸散，不入湯藥。

制法：凡使打碎，於新瓦上同焰硝拌之，炭火煉成金色，取出火，細研如粉，水飛爲丸藥之衣。

---

1　鉛：原誤作"松"。乃"鈆"形誤，"鈆"，同"鉛"，據改。以下內容可見于《證類本草》卷五"鉛丹"條。

2　經云：此下文字乃成無己注解《傷寒論》之言，非出某經之文。

3　酸：原脫。據目錄補。

4　青礞石：本條及《證類本草》卷五"礞石"條均未言及本藥之性味。據《本草綱目》卷三"礞石"條云："甘、鹹，平，無毒。"錄之備參。

## 井華水

味甘，平。無毒。此水井中平旦第一汲者是。

主治人九竅因大驚出血，噀面卽止。亦治口臭，正朝含之，吐棄廁下，數度卽解。和朱砂又堪煉諸藥石，投酒醋令不腐臭。洗目去翳，及療酒後熱痢，與諸水異，其功極廣云。

## 菊花水

味甘，性溫。無毒。出南陽府酈縣北潭水也。其源悉芳菊生彼崖，泉水[1]爲菊味。

主除風補衰，久服不老，令人悅顏色，肥健，益陽道，溫中，去痼疾。盛洪之[2]《荆州記》云：太[3]尉胡廣，久患瘋羸，常汲飲之，後疾瘳。此菊甘美，廣收其菊實，播之京師[4]，處處傳植。彼之居民，皆不穿井，食之無不壽考。故司空王暢、太尉劉完、太傅袁隗，皆爲南陽郡守，使縣月餽甘谷水四十斛，以供飲食。此諸公多患風痹及眩，悉愈。

## 臘雪

味甘，性寒。無毒。十二月取之。

主治天行時氣瘟疫，小兒熱癇狂啼，大人丹石發動，酒後暴熱黃疸。仍少溫服，能解一切毒，消煩止渴之聖藥也。又堪藏淹一切果實不壞。其春冰雪有蟲，不可收之。

## 泉水[5]

味甘，平。無毒。能解合口椒毒。

主治消渴及胃熱痢，熱淋，小便赤，洗漆瘡，散癰腫，久服調中下氣，利小

---

1　水：原在“爲菊”二字之後。據《證類本草》卷五“菊花水”條乙正。
2　盛洪之：人名。其所著《荆州記》載菊水事。其名原在前“爲菊水味”後，今移至此。
3　太：原誤作“本”。據《證類本草》卷五“菊花水”條改。
4　師：原誤作“司”。據《證類本草》卷五“菊花水”條改。
5　泉水：原誤作“漿水”。對照《證類本草》卷五“泉水”條，正與此下內容符合，據改。

便。又《百一方》云：凡患心腹冷病者，男患令女人將一杯與飲，女患令男人將一杯與飲。又解魚肉骨鯁，取一杯合口，向水張口吸一口水氣，其鯁自下。若人忽被墜損腸出，以冷水噴之，令打噤，腸自入也。又臘日夜持椒井傍，勿與人言，放椒井中，服此泉辟瘟氣。《博物志》亦云：治病皆取新汲清泉，不用停污濁暖。非惟無效，抑且損人。

### 半天河水[1]

微寒。此竹籬頭水也。

主治鬼疰，狂，邪氣，毒惡，并洗諸瘡。又云空樹中水亦是。

### 繅絲湯

味甘，氣平。無毒。

主治消渴口乾。丹溪云：屬火，有陰之用，能瀉膀胱中相火，以引清氣上朝於口。如無此湯，以繭殼絲綿煮飲。又能殺蟲，治蛔蟲，熱服一盞效。熱湯救忤死人，先以衣布三四重，鋪忤死人腹上，將銅器或瓦器盛熱湯，安於衣布上，熨之，冷則又換熱湯，即得甦醒。又治霍亂，手足轉筋，亦如前法熨之即止。或用醋煮湯更良。

### 花蕊石

味甘，氣平。無毒。

主治金瘡止血，療產婦血昏暈惡血。其形大小、方圓無定，其色黃，用大火燒過，刮末，敷金瘡即止血、合口，不作膿潰。

### 梁上塵

味甘、平，氣微寒。無毒。

主治腹內痛，噎膈[2]，中惡，鼻衄，小兒軟瘡。

凡使，須用城樓佛殿無煙去處者，拂下，篩用。

---

1 水：原脱。據目錄補。
2 膈：原脱。據《證類本草》卷五"梁上塵"條補。

## 潦水

卽雨澤水也。

主治傷寒發黃，煎用，取其味薄不助濕也。

## 甘爛水

其法：取水一盆，以杓揚之，水上起珠泡千萬顆者，方用。治傷寒臍上悸，欲作奔豚，以此水煎藥，不助腎氣，以泄奔豚。

## 冰水[1]

味鹹，氣寒。無毒。先以水洗去鹹味，乃可食之。

主治傷寒，熱極發渴，消暑熱毒。

## 代赭

味苦、甘，氣寒。無毒。出代州，其色赤紅如雞冠。畏附子、天雄。其澤染衣不渝。

主治鬼疰、賊風、蠱毒，殺精物惡鬼，腹中毒邪氣，女子赤沃漏下，帶下百病，產難，胞衣不落，鎮肝墜胎，除五臟血脉中熱，血痹、瘀血，大人、小兒驚氣入腹，及陰痿不起。

制法：凡使，用臘水[2]飛過，水面上有赤色如薄雲者去之，然後以細茶脚湯煮之一伏時，取，研一萬匝，再用淨鐵鍋一口，火燒熱底，卽下白蠟一兩于鍋底，候熔，投新汲水衝之，入赭同煮千沸，放冷取出用。

## 石燕

以水煮汁飲之，治淋有效。療消渴，婦人產難，兩手各把一枚，立下。出零陵。

---

1　冰水：目錄同。此言冰水用時先"水洗去鹹味"當指"藏冰"。明·朱國禎《涌幢小品》卷十五："南方冰薄，難以收藏。用鹽灑冰上，一層鹽，一層冰，結成一塊，厚與北方等。"故夏日取藏冰用，要先洗去表面的鹽分。

2　臘水：《證類本草》卷五"代赭石"條引《雷公炮炙論》原作"蠟"，但同書卷十"大黃"作"臘"，"臘"字義長。臘水卽臘月之水，或臘雪化水，古稱可解一切毒。

### 鹵鹼[1]

味苦鹹，氣寒。無毒。一名鹼。又曰石鹼，生河東鹽池。

主治大熱消渴狂煩，除邪及下蠱毒，去五臟腸胃留熱，散熱消痰，磨積塊，洗滌垢膩并結氣，心下堅食，止嘔，明目，止目痛。量人虛實用之，過服則頓損人。

### 膩粉

味甘，平。無毒。

主抑肺氣，斂肛門。

### 陳壁土

主治下部瘡及小兒臍風，又除油污衣，勝石灰、滑石。單用性平，治洩痢冷、熱、赤、白、熱毒。向東者良。

### 海石

味鹹，無毒。

主治老痰，須與半夏同用。治鬱痰與香附同用，治疝痛薑汁傳送。

### 自然銅

味辛，平。無毒。又名石髓鉛。名雖曰銅，實乃石也。形方而大小不等。

主療折傷，散血止痛，破積聚。生邕州山岩出銅處，於坑中及石間採得。方圓不定，其色不從礦煉，故號自然銅也。又云：排膿消瘀血，續筋骨。又治產後血邪，安心定驚，以酒磨服。世人以爲接骨之藥，此方盡多，大抵在補氣血、補胃。俗工惟務速效，以罔利迎合病人之意，殊不知此藥非煅過決不可用，雖煅過而用之，速則金火毒未出，相煽爲禍，不旋踵[2]也。

制法：先用甘草湯煮一伏時，令乾，入臼搗細篩過，每五兩，用醋二斤浸一

---

1　鹼：時珍云："鹹音有二，音鹹者，潤下之味；音減者，鹽土之名。後人作'鹼'、作'鹻'是矣。"此處作藥名，非指味，故當音減 jiǎn，古代鹵鹼乃製取食鹽時滴瀝下來的鹵水凝結而成。

2　踵：原誤作"腫"。據文義改。

宿。另造一細泥盒子，可盛二升許，用文武火養三日夜，去泥土，用火煅兩伏時，研如粉。凡使，勿用方金牙，真相似，若誤餌，吐殺人。

# 人部第八 計十七味[1]

## 人乳汁
味甘，氣平。無毒。

主補五臟，令人肥白悦澤，點眼止淚明目，療赤痛。婦女月水不通，飲三合即通。

## 亂髮
味辛，微溫。無毒。一名血餘。

主治咳逆，五淋，利大小便，小兒驚癎。若止吐血、鼻衄，并燒存性，吹鼻内效。鼻血成流欲死者，水調方寸匕服，立效。以其補陰之功大而捷也。入膏藥，散諸腫毒。

## 頭垢
性溫，無毒。

主溫中，通淋閉。止噎，用酸漿水煎膏，服之立愈。

梳齒上垢：能消吹乳乳癰。

## 人牙齒
平。

主除勞治瘧，蠱氣，能托長痘瘡及隱於皮膚而不出欲死者，并燒存性調服，效。

齒垽：溫。和黑虱[2]研塗，出箭頭，惡刺，破癰疽腫毒。

---

1 計十七味：原無，據目錄補。
2 虱：原作“虱”，“黑虱”不明所指。《證類本草》卷十五“人牙齒”條引“李世績”作“虱”，因據改。

## 耳塞

溫。

主治癲狂鬼神及嗜酒。能令人失音。

## 童便

氣寒，味鹹。無毒。色黃赤者勿用。

主治寒熱頭痛，氣熱勞嗽，肺痿。除火最速，散逆血攻心，撲損瘀血，吐血衄血，和薑汁煎一二沸，乘熱服效。產難、胞衣不下，薑葱同煎服，立下。臨產及產後服滾過童便一杯，壓下敗血穢惡，可免血迷、血暈，大護心竅。凡行軍捆打及受刑之人，血觸心肺，喘脹欲死者，煎滾三五杯服，當得血散腫消。此救命極品。又治諸藥性，有補元之功，如行船作暈，乾嘔不吐，渴欲飲水、悶絕者，服之最妙。治男婦虛勞方中多用之。

## 人中白

在露天二三年者方可用。卽溺白堊。

主瀉肝火，降陰火，療鼻衄、湯火瘡。又治吐血。煉成秋石，治血汗、血衄。用新瓦上逼[1]乾，入麝香少許，研細用。

## 婦人月水

解箭毒并女勞。治金瘡血涌出，取片[2]炙熱熨之。

## 天靈蓋

味鹹，平。無毒。

主治傳屍尸疰，鬼氣伏連，久瘴勞瘧，寒熱無時者。此死人頂骨十字解者。燒令黑，細研，白飲和服；亦可合諸藥爲丸散用之。方家婉其名爾。入藥酥炙用。

---

1　逼：通“煏”。《玉篇·火部》：“煏，火乾也。”

2　取片：此方原用月經衣，故有“取片”之說。參《證類本草》卷十五“婦人月水”條引“陳藏器云”。

## 人血

主治羸病，皮肉乾枯，身面起皮如鱗癬狀。又治狂犬咬，寒熱欲發者，并刺熱血飲之。

人肉：療瘵疾。

人膽：治鬼氣，尸疰，伏連。

## 胞衣

主治氣血羸瘦，婦人勞損，面黖皮黑，腹內諸病漸瘦悴者，以五味和之，如餾餄法[1]與食之，勿令知覺。一名紫河車。另有制法，入藥爲丸。又有一種金線重樓，亦名紫河車，乃草藥，本草名蚤[2]休。

## 胞衣水

味辛，溫。無毒。

主治小兒丹毒，諸熱毒發，寒熱不歇，狂言妄語，頭上無髮。又治虛痞。產後三朝埋地下，過七八年化爲水，挖開，甘草、升麻以攪和，罐盛，復埋之三五年後挖取。潷去水，取二味曬乾，爲末，治天行熱病立效。

## 人中黃

卽糞青。冬月以竹一股，刨去青，一頭留節底，一頭不留，內大甘草一節於竹筒內，以木塞之。將留節一頭插於糞缸浸一月，取出曬乾待用。治大瘟疫毒氣。又能降陰虛火動，清痰消食，解一切藥毒并熱毒。

## 男子陰毛

治蛇咬，口含二十條，咽其津液，其毒不入腹。

## 人精

和鷹屎，亦滅瘢。

---

1 餾餄法：餾（duī）、餄（jiá）均爲餅類食物。餾餄法卽做成餅狀食用。
2 蚤：原誤作“早”。古代雖有通假之用，但作爲藥名則古無此名。因據《證類本草》卷十一“蚤休”條引《神農本草經》改。

### 妊婦爪甲

取爲細末，置目中，去翳障。

### 髭鬚

李勣常疾，醫診之云：得髭灰服之方止。唐太宗遂自剪髭，燒灰與服。復令傅癰瘡，立愈。故白樂天云：剪須燒藥賜功臣。又，宋仁宗皇帝亦賜呂夷簡云：古人有言，髭可治疾。今朕剪髭，與之合藥，以表朕意。

## 禽部第九 計十七味[1]

### 丹雄雞[2]

味酸，微溫。凡食雞，如畜二三年之上者，勿食其冠。蓋雞冠最毒，可殺人，即如鶴頂之類。緣雞食諸蜈蚣等毒物，其毒皆聚於冠也。

主下氣，療狂邪，安五臟，傷中消渴，利小便，去丹毒。

烏骨雄雞肉：主補中，止痛。

膽：微寒。主療目不明，肌瘡[3]。

腸：主遺溺，小便數。

肝及左翅毛：主起陰。

冠血：主乳難。雞屬巽，動肝火。

黑雌雞：主治風寒濕痹，五緩六急，安胎。

血：無毒。主治[4]中惡腹痛及蹉折骨痛，乳難。

翅羽：主下血閉。

黃雌雞：味酸、甘，平。主治傷中消渴，小便數、不禁，腸澼泄瀉[5]，痢疾，補益五臟，續絕傷，療勞益氣。

雞子：主除熱火瘡，痓病。

---

1 計十七味：原無，據目錄補。

2 雞：此後原有"肉"字。據目錄刪。與《證類本草》本條合。

3 肌瘡：下衍一"耳"字。據《證類本草》卷十九"丹雄雞"條刪。

4 主治：下衍一"空"字。據《證類本草》卷十九"丹雄雞"條刪。

5 泄瀉："瀉"，原作"洩"，乃"泄"的異體字。若改成正字，則出現"泄泄"一詞，無此組詞法。今遵古代多見的說法，改爲"泄瀉"。

卵白：微寒，療目熱赤痛，除心下伏熱，止煩滿咳逆，小兒下泄，婦人產難，胞衣不出。醋漬之，療黃疸，破大煩熱。卽雞子清也。

卵中白皮：治久咳逆，結氣，得麻黃、紫菀和服之，立愈。

## 鶩肪

味甘，無毒。卽鴨也。

主治風虛寒熱，補虛除熱，和五臟，利水道。

白鴨屎：名通。主殺石藥毒，解結滯，散蓄熱。家鴨爲鶩，野鴨爲鳧。

鴨頭血：止風腫。卽《滕王閣序[1]》"落霞與孤鶩齊飛"是也。

## 鸕鷀

味甘，溫。無毒。

主解嶺南野葛、菌毒、生金毒，及中瘟瘴欲死不可活者。連毛熬酒漬之，生搗，取汁服之良。

## 雁肪

味甘、平。無毒。

主治風攣拘急，偏枯，氣不通利。久食長毛髮、鬚眉，益氣不飢。孫真人曰：六七月勿食雁，食則傷神。

## 雄雀屎

一名白丁香。

主治齒痛，通月經，療目痛，穿癰癤，女子帶下，溺不利，除疝瘕。五月五日取者良。

雀肉：益氣。

卵：強陰。

凡使，雀口黃未脫、未經淫合者之糞，名雀蘇。頭尖底平，是雌麻雀糞；兩頭尖者是雄雀糞。女人用雄，男人用雌。

制法：取來去其左右雜附者，研如粉，煎甘草湯浸一宿，焙乾用。

---

1　序：原作"賦"，據原序之名改。

## 蝙蝠

一名伏翼。味鹹，平。無毒。

主治目瞑癢痛，療淋、利水道，明目，夜視有精光。久服令人樂，媚好無憂。

屎：用滾水淘去末，中有光星，名夜明沙。味鹹，無毒。治面癩腫，皮膚洗洗時痛，腹中血氣，破寒熱積聚，除驚，去面皯。

凡使，得重一斤者佳。

制法：拭去肉上毛、爪、腸，留翅、脚、嘴、身肉，醇酒浸一宿，漉起，搗黃精自然汁四五兩塗，炙焦爲度，收之聽用。

## 雉肉

味酸，微寒。無毒。

主補中，益氣力，止洩痢，除蟻瘻。秋冬有益，春夏有毒。

## 孔雀屎

性微寒。

主治女子帶下，小便不利。毛入目，令人目昏生翳。

## 鴟頭

一名鳶。俗呼爲老鴉。味鹹，平。無毒。

主治頭眩顛[1]倒，癎疾。

## 鸂鶒

味甘，平。無毒。

主治驚邪。食之，主短狐[2]。可養，亦辟之。今短狐處多畜之。又有五色尾，有毛如船舵[3]，小於鴨。《臨海異物志》曰：鸂鶒水鳥，食短狐，在山澤中無

---

1　顛：原作“癲”，據《證類本草》卷十九“鴟頭”條改。

2　短狐：卽傳說中能含沙射影使人得病的水中毒蟲，又名射工、蜮等。

3　舵：原作“柂”。此處同“舵”，據改。

復毒氣。台卿[1]《淮賦》云：鸂鶒尋邪而逐害。故今之言官繡放補[2]也。

## 鳩

一名斑鵃。味甘，平。無毒。

主明目。多食其肉，益氣，助陰陽。春分化爲黃褐候，秋分化班[3]鳩。

## 烏鴉

平，無毒。

主治羸瘦咳嗽，骨蒸癆瘵。臘月瓦瓶泥煨燒爲灰，飲下，治小兒癇及鬼魅，并目中諸疾。

## 練鵲

味甘，平，氣溫，無毒。似鸜鵒，小，黑褐色，食槐子者佳。

主治風痰，益氣。冬春間取細剉，炒令香，袋盛酒浸，每朝取酒，溫服之。

## 白鴿

味鹹，平。無毒。

主解諸藥毒及人馬久患疥。鴿，鳩類也，翔集屋間。人患疥瘡，食之立愈。馬患疥入鬃尾者，取鴿屎炒令黃色，爲末，和草飼之愈。

又云：鶉鴿，暖，無毒。調精益氣，治惡瘡疥，并風瘙，解一切藥毒。病者食之，能益人，不可與藥并食。及多食減藥力。白癜、瘰癧[4]風，炒，酒服。傅驢馬疥亦可。

## 慈烏

味酸、鹹，平。無毒。

---

1 台卿：人名。姓杜，字少山，南齊博淩曲陽人。著《玉燭寶典》等書。
2 官繡放補：明清時官服前胸後背鑲有金綫及彩綫繡成鳥獸圖案的繡章，文官繡鳥，武官繡獸，不同的繡章（稱爲"補子"）表示不同的官階。鸂鶒有尋邪逐害之説，故也作爲官繡的補子取材之一。
3 班：通"斑"。
4 癧：原誤作"腸"。據《證類本草》卷十九"白鴿"條改。

主補癆治嗽,助益虚羸,補氣,并骨蒸,和五味淹炙之食良。此鳥似烏而小,多群飛作鴉之聲者是。北地極多,不作膻臭,今謂之寒鴉。

### 鶻鵃[1]

味鹹,平。無毒。

主助氣,益脾胃,治頭風眩暈,煮炙食之,頓[2]盡一隻,極有功驗。

### 鵜鴣

味鹹,平。無毒。一名逃河。

主治赤白痢疾成疳,燒爲黑灰,服方寸匕效。其鳥大如蒼鵝,頤下有皮,可容二升物,展縮由袋中,盛水以養魚。

## 獸部第十　計二十味[3]

### 龍骨

味甘,平,氣微寒。無毒。畏乾漆、石膏、蜀椒。得人參、牛黃良。

主治咳逆洩痢,遺精白濁,收斂神氣,安心志,定魂魄,止盜汗,收濕,縮小便及止遺瀝,療陰瘡,澀精氣,止夢寐,辟鬼,治精魅、吐血尿血,女子崩中漏下,癥瘕堅結,小兒驚癎。療心腹煩滿,四肢痿枯,汗出,夜臥自驚,恚怒伏氣在心下,不得喘息,腸癰內疽。又治諸瘡久不收口者,能生肌斂口,及小兒臍瘡不差,煅,乳極細,敷之愈。

### 龍齒

畏石膏。得人參、牛黃良。

主治大人、小兒癲狂驚走,心下結氣,不能喘息,諸痓,殺精物。療小兒五驚十二癎,身熱不可近;大人骨間寒熱,殺蠱毒,安魂魄。

---

1　鶻鵃:據《證類本草》卷十九"鶻嘲"條,此鳥正名"鶻嘲",別名"骨鵃",并無"鶻鵃"一名。

2　頓:原誤作"頗"。據《證類本草》卷十九"鶻嘲"條改。

3　計二十味:原無,據目錄補。

角：主治驚癇，身熱如火，腹中堅及熱泄。

制法：其龍骨上細文廣者是雌，骨粗文狹者是雄。經不淨及婦人手者，俱不用。取得先以香草煮湯浴過二次，搗研如粉，用絹袋盛之。將燕子一隻，破其腹，取出腸，放骨末袋于燕腹內[1]，懸于井面上一宿，取其骨末重研萬下，其效如神。能入腎臟。

## 麝香

味辛，氣溫。無毒。春分取生者最良。

主治溫瘧，蠱毒，癇痙，惡氣，殺鬼精物，去三蟲。療諸凶邪祟氣，中惡心腹暴痛，脹急痞滿，風毒，定驚，通竅，透肌，婦人產難。又能墮胎，解蛇毒。如服吐藥，嘔吐不止，以少許水研服，立止。

凡使，多有偽造者。若不識，不如不用。其香有三等，第一名遺香，是麝臍滿自開于石上，用後蹄尖踢臍落下，一里草木不生，草亦焦黃。人若取得此香，價同珍寶。又一等名臍香，堪用。再一等名心結香，被犬獸驚心破了，走雜諸群獸中，遂亂投水，被人收得，劈破見心，流在脾上，結作一干血塊，可隔山澗早聞之。凡用麝香，在子日開，細研乳用。

## 牛黃

味苦，氣平。有小毒。人參為使。惡龍骨、地黃、龍膽草、常山。畏牛膝、乾漆。輕鬆重疊，微香，揩磨指甲上，透甲者為真。吐出者為生黃，為上；其次有角黃，心黃。牛病死後，識得有黃，剝之，劈破，其心中有黃如膿醬汁，取得投于水中，其黃見水聚如細蒺藜子，或如薩帝子。又次有肝黃，其牛身上光，眼如血色，多玩弄，好照水，自有夜光，恐懼人。若識得，有良法取之，其功神妙。

主治驚癇寒熱，熱盛狂痙，除邪逐鬼，療小兒百病，諸癇熱，口噤不開，大人癲狂，中風失音。久服清心寧神，安魂定魄，令人不忘。得牡丹、菖蒲，利耳目。

制法：凡使，研乳細如塵，烏金紙包，外用細絹包，再用薄牛皮包，懸吊於井口，去水三四尺，一宿收用。

---

1 于燕腹內：原脫，義不明。據《證類本草》卷十六"龍骨"條補。

## 阿膠

味淡，氣平。浮而升，陽也。無毒。山藥爲使。畏大黃。得火良。入手太陰肺經、足少陰腎經、足厥陰肝經藥。

主保肺益金之氣，止嗽齆咳之膿；補血虛安胎之能，治勞瘵強骨之用。止痢、止血，補肺、補肝。療心腹內崩，勞極洒洒如瘧，腰腹作痛，四肢痠疼，女子下血，丈夫小腹痛，虛勞羸瘦，陰氣不足，脚弱不能久立。

出山東東平州東阿縣北阿井，水煮驢皮，煎熬成膏者爲真。用一片同鹿角煮，而角成膏者爲佳。不則不爲真也[1]。

制法：放於猪脂內浸一宿，火炙，滾水泡過，或用蛤粉炒珠，研細用之，能益肺金定喘。若肺虛損極，咳唾膿血者，非此不能除。

## 鹿茸

味甘，酸，氣溫。無毒。

主補精血，治寒熱驚癇，虛勞如瘧，羸瘦，四肢痠疼，腰脊痛，足膝無力，小便泄精溺血。壯陽益氣，補虛強志，生齒不老。女人崩中，漏下惡血，破血在腹，赤白帶下，散石淋、癰腫，骨中熱疽癢，可服之良。

凡用茸，要不破損者，未曾成角者，形如小子茄。又云：毋用太嫩者。長三寸，端如鳩腦者佳。

制法：或酥、或酒炙焦，研末，入丸藥，不入煎藥。

## 鹿角

味鹹，無毒。杜仲爲使。

主治惡瘡癰腫，逐邪惡氣在陰中，除小腹血急痛，秘精髓，止腰脊痛，折傷惡血，益氣。燒灰出火毒爲末，酒調服，治産後血暈，灌下卽醒。行血急快。七月取者佳。

骨[2]：安胎下氣，殺鬼精物。不可近陰，令痿。四五月解角時取，陰乾。凡使用燥。麻勃爲使。

---

1 用一片……不爲真也：此段在《本草經集注》作："用一片鹿角，卽成膠，不爾不成也。"

2 骨：此下內容與《證類本草》卷十七"鹿茸"條相同。但據尚志鈞校記，此下有"四月五月解角時取"，明言爲鹿茸採收時節，非指鹿角，故本條乃鹿茸之文，非指鹿骨也。

髓：味甘，溫。主治男女傷中絶脉，筋急痛，咳逆。以酒服良。

腎：甘，平。補腎氣。

血：補血不足或血枯，及皮膚面無顏色。

肉：氣溫。補中，強五臟，益氣力。生者療口僻，割傅之。

鹿角：使之勝麋角。其角要黃色、緊重。緣此鹿食靈草，所以異于衆鹿。其麋角頂上有黃色毛若金綫，兼傍生小尖，色蒼白者上。《乾寧記》云：此鹿與游龍相戲[1]，乃生此異耳。取角須全戴者，并長三寸，鋸之，放急水中一百日，刮去粗皮一重，拭乾，用釅醋煮七日，漸漸添醋，勿令少歇。每煮從亥時起，至酉時止，不用戌時火。日足，其角白色，軟如粉膩，再搗成粉，卻以無灰酒煮成膠，陰乾，削了重篩。每十兩用酒一鎰，煮乾爲度。

### 鹿角霜

味鹹，氣溫。無毒。杜仲爲使。

主治五勞七傷，羸瘦，補腎益氣，固精壯陽，強骨髓，止夢遺，泄精失溺。

制法：用新鮮角，截作二寸長一節，急流水浸三七日，取出刮去黑皮，用桑皮鋪鍋底，角安桑皮上，加水，不露角。入人參、茯苓、楮實，同煮三日夜，頻頻添水，不可令乾。成膏，傾入細竹箕內，日曬夜霜，吐出霜，刮下用。

### 鹿角膠

味甘，氣平，溫。無毒。畏大黃，得火良。

主治傷中勞絶，腰疼羸瘦，補中益氣，婦人血閉無子，止痛安胎，吐血下血，崩中漏下，赤白淋，泄精遺溺，跌折損傷。久服延年。制法見前。

### 犀角

味苦、酸、鹹，氣寒。無毒。松脂爲使。惡雷丸。

主治傷寒瘟疫，頭痛煩悶，心中大熱，狂言吐衄咳血，及上焦蓄血，明目鎮心，定驚安神，解煩亂，中風失音，小兒風熱驚癇，痘疹餘毒。又治發背癰疽瘡腫，破膿化血，殺百毒鬼疰，瘴氣蛇毒，殺鉤吻、鴆[2]羽及山溪瘴毒、蠱疰，除

---

1 戲：原誤作“虛”。據《證類本草》卷十七“鹿茸”條改。

2 鴆：原誤作“鶴”。據《證類本草》卷十七“犀角”條改。

邪，不迷惑魘寐，故曰涼心解毒，殺鬼聞名。若無熱毒而血虛者，或以燥熱發者，用之禍至，人亦不知。

凡使，勿用奴犀、牸犀[1]、病水犀、孿子犀、下角犀、淺水犀、無潤犀，惟烏黑肌粗皺、拆裂、光潤者上。若經造作、藥水煮浸過者不用。

制法：鎊成細屑，紙包置懷中良久，取出研搗則易碎，故曰"人氣粉犀"。若磨服，用尖。

凡治一切角，忌鹽，效之。又妊婦勿餌。犀角屬陽，其性走散，比諸角尤甚，故痘瘡後，以此散餘毒。鹿取茸，犀取尖，其精銳之力盡在是矣。

### 羚羊角

味酸、苦，氣寒。無毒。入足厥陰肝經、手太陰肺經。其角多節，蹙蹙圓繞，彎中深銳緊小，有掛痕者真，白者良。

主治傷寒時氣寒熱，熱在肌膚，濕風注毒伏在骨間，清肺肝熱，明目益[2]氣，安心起陰，去惡血注下，辟蠱毒、惡鬼不祥，除邪氣，驚夢狂謬，常不魘寐，活胎易產，產後血衝心煩，燒末酒調。又治噎食不通，山嵐瘴氣，小兒驚癇。久服強筋骨，利丈夫。

### 虎脛骨

味辛，氣微溫。無毒。俗云：食虎肉，壞人齒。

主治腰膝無力或疼，筋骨臂頸，毒風攣急，不得屈伸，走注疼痛，浸酒服。風從虎，宜治風頸有力，故補腰膝而壯筋骨，祛寒濕而辟惡氣，男安風毒，女保胎驚，并治惡瘡。

制法：雄者勝酒，或酥炙黃用。

### 膃[3] 肭臍

味鹹，氣大熱。無毒。欲驗其真，置睡犬傍，忽驚跳若狂；又臘月衝風處，置盂水浸之，不凍。

---

1　犀：原脫。據《證類本草》卷十七"犀角"條補。牸犀，卽雌犀。

2　益：原誤作"易"。據《證類本草》卷十七"羚羊角"條改。

3　膃：原作"溫"，據《證類本草》卷十八"膃肭臍"條改，與目錄合。

主治心腹痛，中惡邪氣，宿血結塊疙癖，臍腹積冷羸瘦，暖腰膝，助陽氣，精衰，脾胃勞極有功。鬼氣屍疰，夢與鬼交，及鬼魅狐魅有驗。出西戎名骨訥獸，似狐而大尾長。又云：療勞瘵，更壯元陽，溫中補腎何憂，夢與鬼交情，且定驚癇。

制法：酒浸一日，微火上炙令香，入藥。

### 象牙

無毒。主治諸物及鐵入肉，刮取屑，細研和傅瘡上，其刺立出。

### 牛乳

微寒，無毒。

主補虛羸，止渴。

膽：味苦，大寒。除心腹熱渴，利口焦燥，益目精。可作丸藥，能制南星，治小兒諸風痰。

肉：甘，平。無毒。主治消渴，止呃、瀉，安中益氣，養胃健脾。自死者不可食之，食之令生疔毒暴死。

心：主治虛忘。

肝：能明目。

### 青羊膽

主明目，治青盲，療疳濕，時行熱疫。

### 羊肉

味甘，大熱。無毒。

主暖中，字乳餘疾，及頭腦大風汗出，虛勞寒冷，補中益氣，安心止驚。

腎：補腎，益精髓。

心：主治憂恚膈氣。

肺：補肺止嗽病。

### 牡狗陰莖

味鹹,平。無毒。

主治傷中,陰痿不起,令其強熱而大,生子。除女子帶下十二疾。名狗精。六月上伏取,陰乾百日,可用。

膽:主明目,痂惡瘡瘍。孟詵[1] 云:主去腸風及腸中膿血水。又白犬膽和通草、桂爲丸服,令人隱形。

肉:主安五臟、補絶,輕身益氣。不可多食,恐致渴。不可與蒜同食。

白狗血:味鹹,無毒。主治癲疾發作。

### 猪肉

味甘,氣寒。入足少陰腎經。

主治客熱,潤燥,虛羸無力,除煩,益氣,肥健。

膽汁:味苦、鹹。無毒。治傷寒熱渴,潤燥,瀉,使入心通脉。

心:主治驚邪憂恚[2]。

腎:主補腎氣,通利膀胱。

肚:補中益氣,止渴潤膚。

### 麂

味甘,氣平。無毒。

主治五痔突出,以薑醋進之有效。又云:多食動人痼疾。

## 蟲部第十一 計四十七味[3]

### 蜂

味甘、平,氣微寒。無毒。

主治頭風,除蠱毒,補虛羸傷中,心腹痛,大人、小兒腹中五蟲、口吐出者,面目黃。久服益氣。

---

1 詵:原誤作"銑"。據《證類本草》卷十七"羚羊角"條引"孟詵云"改。

2 恚:原誤作"志"。據《證類本草》卷十八"豚卵"條改。

3 計四十七味:原無,據目錄補。

## 蜜

味甘，氣平，微溫。無毒。

主治心腹邪氣，諸驚癇痓，安五臟諸不足，益氣補中，止痛解毒，除眾病，和百藥，養脾胃，止腸澼，療口瘡，久服強志。孫真人云：七月勿食生蜜，食則暴霍亂。

制法：雷公云：凡生蜜一斤，煉得十二兩者佳。若火太過與不及，皆不爲美，不可用和藥。

## 露蜂房

味苦、鹹，氣平。有毒。惡乾薑、丹參、黃耆、芍藥、牡蠣。

其窠有四，一名革蜂窠，一名石蜂窠，一名獨蜂窠，一名草蜂窠是也。大者一二丈，圍在樹上膊者，内窠小隔六百三十個，圍大者有一千二百四十個蜂。其里粘米蒂，是七姑木汁，蓋是牛糞沫，隔是葉蕊。石蜂窠是在人家屋上，大小如拳，色蒼黑，内有青色蜂二十一個或十四個。次有獨蜂窠，只有鵝卵大，皮厚，蒼黑色，只有一個蜂，大如小石燕子許，人馬若遭螫著，立亡。凡使革蜂窠，先以鴉豆枕等同拌蒸，從巳至未，曬乾用。一法炙用。

主治驚癇瘛瘲，寒熱邪氣，癲疾。殺精蟲毒，腸痔，療蜂毒、腫毒，七月七日取，炙末，猪脂調塗。水煮服，下諸惡物，及療瘰癧、乳癰惡瘡。如齒痛，煎而漱之，勿呷。

## 黃蠟

味甘，氣微溫。無毒。

主治下痢膿血，續絕傷金瘡，益氣不飢，耐老延年。和白礬作丸，名蠟礬丸，大治魚口瘡，腫毒癰疽。然滯腸胃，不宜多服。

## 白蠟

味甘，氣溫。無毒。惡芫花、齊蛤。白蠟稟收斂堅凝之氣，外科之要藥也。生肌止血，定痛，補虛，續筋接骨。嘗與合歡同用，長肉，膏有神效。丹溪每言二劑之妙。

主療洩澼後重見白膿，補絕。調末服之固命。生於蜜房木石間。

## 蜻蛉

微寒。

強陰止精。凡使,當用大眼黃色者良。

## 螢火

味辛,氣微溫。無毒。

主明目,治小兒火瘡,傷熱氣,蠱毒鬼疰,通神明。一名夜光。七月七日取,陰乾。

## 石蠶

味鹹,性寒。有毒。

主治五癃,破石淋,墮胎。

肉:解結氣,利水道,除熱。一名沙虱。生江漢地澤。

## 䗪蟲

味鹹,性寒。有毒。畏皂莢、菖[1]蒲。

主治傷寒,心腹寒熱洗洗,血積癥瘕,破堅,下閉血,生子大良。一名地鱉。又名土鱉。生河東川谷及沙中,人家牆壁不濕處有。十月取,暴乾。

## 蜚蠊

味酸,性寒。有毒。

主治瘀血癥堅寒熱,破積聚,咽喉閉,內寒無子,通利血脉。生晉陽川澤及人家屋間,立秋採。

## 蝸牛

味鹹,性寒。

主治賊風喎僻,踠跌,大腸脫肛,筋急及驚癇。一名蛞蝓[2]。治背疽,用涎沫塗。一名蜒螺、處處有。

---

1 菖:原誤作"萵"。據《證類本草》卷二十一"䗪蟲"條改。

2 蛞蝓:原誤作"蝓蛞"。據《證類本草》卷二十一"蛞蝓"條乙正。

## 樗雞

味苦，氣平。有毒。

主治心腹邪氣，陰痿，益精強志，生子，好色，補中。又療腰痛下氣，強陰多精。生樗樹上，七月採，暴乾。

## 蠐螬

味甘、鹹、溫，氣微寒。有毒。蜚蠊爲使。惡附子。

主治惡血，血瘀痹氣，破折血在脅下堅滿痛，月閉，目中淫膚，青翳白膜。療吐血在胸脅腹不去及破骨，金瘡內塞，產中寒，下乳汁。生河內平澤及積糞草中，反行者良。取無時。一云卽諸朽木中蠹蟲，但潔白。

## 文蛤

味鹹，氣平。無毒。

主治惡瘡蝕，五痔，咳逆胸痹，腰痛脅急，鼠瘻大孔出血，崩中漏下，墜痰軟堅，止渴燥濕，收澀固濟。療急疳蝕口鼻，數日盡欲死，燒灰膶豬脂和塗之。又治疝痛，能降能消，能軟能燥，同香附末、薑汁調服。生東海，表有文，取無時。未爛時殼猶有文[1]。二蛤[2]同類，惟分新舊耳。一名伏老，伏翼化爲之也。

又有魁蛤，味甘，平。無毒。主痿痹洩痢，便膿血。一名魁陸，又名活東。正圓，兩頭空，表亦有文，形似紡軒[3]。

## 蝟皮

味苦，氣平。無毒。得酒良。畏桔梗、麥門冬。俗名刺蝟皮。

主治五痔陰蝕，腸風下血赤白、五色血汁不止，陰腫痛引腰背，酒煮殺之。又療腹痛疝積，亦燒爲灰，酒調服。生楚山川谷田野。取無時。勿用中濕。

---

1　文：原誤作“老”。據《證類本草》卷二十“文蛤”條引“陳藏器云”改。

2　二蛤：指海蛤與文蛤兩種。

3　軒：原誤作“輕”。據《證類本草》卷二十“魁蛤”條改。《說文解字》卷十四：“軒，紡車也。讀若狂。”因據改。

## 蜘蛛

氣微寒，有毒。

主治脫肛，狐臭，瘰癧，蚛牙，口眼喎斜，及大人、小兒瘄。七月七日取其網。療喜忘，著衣領中，勿令人知。又蠍螫、蛇齧，塗其汁；蜂及蜈蚣毒者，生置傷處，令吸其毒竟，放水中，彼毒自出，又救其命。小兒腹大丁奚[1]，燒熱啖之。贅疣，取絲纏之自落。發背癰，杵以醋和，先挑四畔，令血出根露，傅之，乾卽易。鼠瘻腫核痛，已有瘡口出膿水，燒二七枚傅之妙。

制法：凡使勿用五色者，兼大身有刺毛生者，并薄小者，已上并不堪用。凡用須取屋上西面有網，身小[2]尻大，腹內有蒼黃膿者佳，去頭足，研如膏，投入藥。

## 葛上亭長

味辛，氣微溫。有毒。

主治蠱毒鬼疰，破淋結積聚，墮胎。七月取，暴乾。注云：葛花時取之，身墨而頭赤，喻如人著玄衣赤續，故名"亭長"。此一蟲五變，爲療皆相似。二三月在芫花上，卽呼爲芫青；四五月在王不留行上，卽呼爲王不留行蟲；六七月在葛花上，卽呼爲葛上亭長；八月在豆花上，卽呼爲斑猫[3]；九月十月欲還地蟄，卽呼爲地膽。

## 芫青

味辛，氣微溫。有毒。

主治蠱毒風疰鬼疰，墮胎。三月取暴乾。雷公云：芫青、斑猫、亭長、赤頭等四件，其形各不同，所居、所食、所效各不同。其芫青嘴尖，背上有一畫黃；斑猫背上有一畫黃、一畫黑，嘴尖處一小點赤，在豆葉上居，食豆葉汁；亭長

1　丁奚：原誤作"疔瘡"。據《證類本草》卷二十二"蜘蛛"條引《別錄》："療小兒大腹丁奚"改。據《本草綱目》卷四十九"伯勞"條云"丁奚疳病"。丁奚，指以腹大、肌肉消瘦爲特點的小兒疳病。

2　小：原誤作"上"。據《證類本草》卷二十二"蜘蛛"條改。

3　斑猫：原誤作"班毛"，下文又作"班貓"。今并據《證類本草》卷二十二"葛上亭長"條改。

形黑黃，生在蔓葉上居，食蔓膠汁；赤頭，額上有大紅一點，身黑。用各有處，凡修事，此四件并用糯米、小麻子相拌炒，米焦黑，度取去，去翅足并頭用。血餘裹，懸於東牆角上一夜，至天明，取用之。

## 地膽

味辛，性寒。有毒。惡甘草。

主治鬼疰寒熱，鼠瘻，惡瘡死肌，破癥瘕，墮胎，蝕瘡中惡肉，鼻中息肉，散結氣石[1]淋，去子，服一刀圭卽下。一名蚖青，又名青蛙[2]。生汶川川穀。八月取。

## 鼃音蛙

味甘，性寒。無毒。

主補損，祛勞，衛産虛，并殺産邪，及療小兒赤氣，肌瘡[3]、臍傷，止痛，氣不足。生水中，其樣最多，大而青。又一種黑色，食之美味。有一種形小善鳴，喚名蝸，又名水雞。

## 白僵蠶

味鹹、辛，氣微溫。浮而升，陽也。無毒。惡螵蛸、桔梗、茯苓、萆薢。用自僵死、白色而條直者佳。勿令中濕，濕則有毒，不可用。

主治中風失音，并一切風疾。去皮膚風動如蟲行，療喉痹風腫之痰結。主諸風口噤難呼，治驚癇崩漏之病，男子陰瘍，女子帶下，産後餘痛，小兒驚癇，夜啼驚搐，殺三蟲，滅黑䵟，去諸瘡、班[4]瘡，令人面色好。爲末，傅疔瘡，根當自出。中風疾痹欲死[5]者，生薑自然汁調灌之，瘥。又傅刀斧所傷，一切金瘡。丹溪云：屬火而有土與水并木，得金氣，僵而不化。治喉痹者，取其水

---

1 石：原誤作“谷”，無穀淋病名。據《證類本草》卷二十二“地膽”條改。
2 蛙：原誤作“蛀”。據《證類本草》卷二十二“地膽”條改。
3 瘡：原誤作“傷”。據《證類本草》卷二十二“鼃”條改。
4 班：通“斑”。
5 中風疾痹欲死：據《證類本草》卷二十一“白僵蠶”條引《圖經》作：“治中風、急喉痹欲死。”可參。

中清化之氣，從以治相火，散濁逆結滯之痰。惟頭蠶白色而條直、自死者佳。

制法：初收時用糯米泔浸一日，待涎出如蝸牛涎浮水面，然後攤起曬乾，或用布拭乾，或微火焙乾。凡用去嘴，姜湯泡洗，切，曬乾，炒用。

### 原蠶蛾

味鹹，氣溫。有小毒。入藥取雄者，去翅、足，炒用。

主補腎，療男子泄精不固，止尿血，益精氣，強陰道，能使交合不倦。又治金瘡，凍瘡，湯火瘡，并滅瘡瘢，血風腫，風癮疹。

屎[1]：溫。主治腸鳴，熱中消渴，風痹癮疹。

蠶退：主治血風病，益婦人。一名馬鳴退。近世醫家多用蠶退紙，而東方諸醫用老眠起蠶所蛻皮。二者之用，惟東人用者爲是。凡使炒過，和諸藥爲丸散。

緣蠶螺：主治脫肛，燒爲末，豬膏調傅之，卽收縮。此螺全似蝸牛，黃小，雨後好緣桑葉上。

### 全蠍

味甘、辛，氣平。有毒。形緊小者，良。

主治諸[2]風癮疹，及中風半身不遂，口眼歪斜，語言澀滯，手足抽掣，小兒驚風必用。爲末，酒調服，治耳聾。

制法：捕得用火逼乾收之，去腹中土。有全用者，有用梢者，梢力有功。又云：炒用去毒。

### 桑螵蛸

味鹹、甘，氣平。無毒。生桑枝上者良。螳螂子是。

主治傷中疝瘕，陰痿，益精生子，女人血閉、腰痛，通五淋，利小便水道，療男子腎衰虛損，夢寐失精，遺溺白濁。久服益氣養神。得龍骨，療泄精。

火炙黃色用，不則令人洩。

---

1　屎：原誤作"尿"。據《證類本草》卷二十一"原蠶蛾"條改。

2　諸：原誤作"風"，與下一"風"重疊。據《證類本草》卷二十二"蝎"條改。

### 蟬蛻

味鹹，氣寒。無毒。生楊柳樹枝上。五月取，蒸乾，勿令蠹。

主治目昏翳膜，頭風目痛，大風瘡癩，消風氣，皮膚瘙癢，小兒出痘疹不快，及驚癇夜啼，癲病，寒熱驚悸。

### 斑猫

味辛，氣寒。有毒。馬刀爲使。畏巴豆、丹參、空青。惡膚青。

主治寒熱鬼疰蠱毒，鼠瘻瘰癧，疥癬，惡瘡疽，蝕死肌，破石癃，利水道，通淋，消血積，婦人産難，胞衣不下，墮胎，傷人肌。七八月豆盛時取之，陰乾。

制法：除去翅、足，糯米泔浸，夾糯米炒熟，米黃爲度。生則令人吐瀉。

### 虻蟲

味苦，氣微寒，有毒。惡麻黃。

主逐瘀血，破下血積，堅痞癥瘕，寒熱，通利血脉及九竅，女子月水不通，積聚，除賊血在胸腹者，五臟及喉痹結塞。咂牛、馬背出血。

炒除足、翅，方可入藥。

### 水蛭

味鹹、苦，氣平，微寒。有毒。

主吮癰疽，逐惡血瘀血，月閉，破血瘕積聚，無子，利水道，能墮胎。一名蚑。生池澤，五六月採，暴乾。又治折傷有功，熱酒調下末一錢，食頃痛可除，更與一服。或和麝香研爲末，亦一錢，酒下，當下畜血，善。苦走血，鹹勝血也。經年得水猶可活。

若用之，須炒令黃色，不爾入人腹，生子爲害。

卽馬蝗蜞，生水中名水蛭，生草中名草蛭，生泥中名泥蛭，并能著人及牛馬股脛間咂血。入藥當用水蛭，小者佳。此物極難死，須制停當。

### 蜈蚣

味辛，氣溫。有毒。頭足赤者良。入藥炙去頭、足。

主治鬼疰蠱毒，開小兒口噤，唊諸蛇蠱魚毒，殺鬼物老精，溫瘧，去三蟲。心腹寒熱積聚，墮胎，去惡血。雞好食之。若中其毒者，卽取雞涎塗傷處，用大蒜塗之亦效。凡使勿用千足蟲，頭上有白肉，面、嘴尖，誤則致死。

制法：入藥當熟炒，生則令人吐瀉。

## 蛤蚧

味鹹，平。有小毒。

主療肺久虛勞嗽，堪止傳屍，殺鬼物邪氣，咳嗽出血，下淋瀝，通水道，壯陽補虛有功。

注曰：生嶺南山谷及城牆或大樹間，身長四五寸，尾與身等，形如大守宮。一雄一雌，常自呼其名曰：蛤蚧。最護惜其尾，或見人欲取之，多自齧斷其尾，人卽不收之矣。凡捕之，卽存其尾，用之則力全也。《方言》曰：桂林之中守宮能鳴者，謂蛤蚧。蓋相似者。

制法：凡使，須用雌雄。若雄爲蛤，皮粗口大、身小尾粗；雌爲蚧，口尖，身大尾小。男服雌，女服雄。去甲上、尾上、腹上肉毛，毒在眼。用酒浸，方乾，將紙兩重，於火上緩隔紙焙炙，待紙乾焦透，取放瓷器中盛。於舍東角畔懸一宿，取用，力可十倍。勿傷尾，功在尾也。

## 蝦蟇

味辛、甘，氣寒。有毒。

主補打撲傷損，邪氣，破癥堅血。癰毒發背，陰瘡，揭皮敷蓋，其毒腫立消。明目，治小兒疳氣骨熱，殺疳蟲、鼠瘻惡瘡，蟲食下部，狖犬傷瘡，狂犬咬，發狂欲死，煮食。發濕，不宜食之。眉間白脂名蟾[1]酥，治癰疽疔腫，蚘牙。齒縫中出血，以紙裹少許，按之立止。

制法：其物有多般，勿誤用，有黑虎，有蚼黃，有黃蚗，有螻蟈，有蟾，其形各別。一名蟾蜍，一名䵷（音秋），一名去甫，一名苦蠪（音龍）。生江湖池澤，五月五日取東行者良。其蛤蟆[2]，皮上腹下有斑點，脚短，卽不鳴；黑虎，身小黑，

---

1　蟾：原誤作“蟬”。據《證類本草》卷二十二“蝦蟇”條改。同條下文同誤者，徑改。

2　蟆：原作“蟆”。同“蟆”，據改。

嘴脚小斑；蚼黃，斑色，前脚大，後腿存小尾子一條；黃蜒，遍身黃色，腹下有臍，長五七分，所住立處，帶下有自然汁出；蝼蟈，卽夜鳴，腰細口大，皮蒼黑色；蟾，卽黃班，頭有肉角。

凡使蝦蟆，先去皮、腸及爪，陰乾，然後塗酥，炙令焦。每一個用酥一錢，炙盡爲度。若使黑虎，卽和頭、尾、皮、爪幷用，陰乾，酒浸三日，漉出，焙乾用之。

### 白頸蚯蚓

味苦、鹹，氣寒。無毒。一云有小毒。人被其毒，卽以鹽水浸傷處，又飲鹽湯，立瘥。

主治傷寒伏熱狂謬，擂汁服之愈。及療大腹黃疸，治蛇瘕，去三蟲，伏屍鬼疰蠱毒，殺長蟲，仍自化作水。大解諸熱毒，行濕病。若治腎臟風下疰[1] 病，不可少，亦用鹽湯下。一名地龍。三月取，陰乾。

制法：取得，將糯米泔水浸一宿；撈起，再以無灰酒浸一日；撈起，焙乾細切；將蜀椒一分、蚯蚓二分加糯米泔煮熟，去椒，存蚯蚓，曬乾用。

### 真珠

氣寒，無毒。用新完未經有眼者良。其鑽透俱不堪用也。

主治小兒驚癇，發熱，鎮心，去目中翳障。塞耳綿裹治聾。傅面令人潤澤，悅人皮膚顏色，療瘡久不收口。出廉州。

制法：用瓷碗二個，放珠於碗中，上下合蓋，四面用炭火燒，珠在碗中爆碎存性，研細入藥，不則爆散無遺。

### 牡蠣

味鹹、平，氣微寒。可升可降，陰也。無毒。貝母爲使。得甘草、牛膝、遠志、蛇床良。惡麻黃、吳茱萸、辛夷。

主療男子夢寐遺精，虛勞乏力，補腎氣，女子崩漏，赤白帶下，榮衛往來虛熱，止盜汗虛汗，泄水氣，療傷寒寒熱，溫瘧洒洒，驚恚怒氣，除拘緩、瘰癧、癭腫、喉痹、鼠瘻，心下脅氣挾痛，軟積消痞，澀大小腸滑及精氣。以柴胡引之，

---

1 疰：原誤作“產”。據《本草衍義》卷十七“白頸蚯蚓”條改。

能去脅下硬；以茶引之，可消結核；以大黃引之，能除股間腫；用地黃爲使，能益精收澀，止小便。

制法：有石牡蠣，頭邊皆大小。又有石魚蠣，夾沙石。還有海牡蠣，令人無髭。用真牡蠣，用鹽水煮後，入火煅通赤存性，出火氣，研如粉用。

### 五靈脂

味甘，氣溫。無毒。卽寒號蟲糞也。出北地。

主行血止血，療心腹冷氣，小兒五疳，辟疫，治腸風，通利氣脉，女子月閉，產婦血暈，行經血。炒能止血，婦人心痛刺痛，甚效。生能行血，炒過止崩，然不能生血耳。

制法：先以酒研飛煉，令出沙石，方用。

### 真珠牡

味鹹，氣溫。無毒。用不傷破、完全新者，爲佳。

主治手足皮膚逆臚，鎮心。綿裹塞耳治聾。傅面令人潤澤好顏色。粉點目中，主治膚翳障膜。能瀉肝經風熱，故明目。出南海。

制法：取淨新者，以絹袋盛之，然後用地榆皮、五花皮、五方草三味，各四兩，細剉，又以牡蠣約重四五兩，以米先置於平底鍋中，四邊塞穩，方下真珠牡於上。又下剉碎三草，籠之，以漿水煮三日夜，勿令火歇。出時用甘草湯淘之令淨，于石臼搗令細，以絹重羅篩過，更二三萬下用。

### 玳[1]瑁

性寒，無毒。

主解嶺南百藥毒。俚人刺其血飲，以解諸藥毒。大如帽，似龜，甲中有文。生嶺南海畔山水間。

### 海蛤

味苦、鹹，氣平。無毒。蜀漆爲使。畏狗膽、甘遂、芫花。

---

1 玳：原作“瑇”。同“玳”，據改。

生消水氣，去癭瘤，消浮腫，除咳逆，定喘急，除煩燥。療胸前痛，退寒熱，并躅陰瘻[1]，久服可令陽起。生東海。

制法：凡使，勿用遊波蕈骨，其蟲骨[2]真似海蛤，只是無面上光。若誤餌，令人狂走，擬投水。時人爲之犯鬼心狂[3]，以醋解之，立瘥。凡修事，用漿水煮一伏時，卻以地骨皮、柏葉二味，又煮一伏時，畢，用東流水淘二遍，拭乾細搗，研如粉，每一兩用地骨皮二兩，并剉碎，以東流水淘用。

### 蛤蜊

性冷，無毒。

主潤五臟，止消渴，開胃，解酒毒。能治癖，除寒熱，及婦人血塊，煮食之。與丹石相反，服丹石人食，腹結痛。

殼：火煅過，研爲粉，名蛤粉，同香附末以薑汁調服，能治疝氣痛。取其能降能消、能軟能燥也。

### 蜆音顯

性冷，無毒。

主治時氣，開胃，壓丹石藥及疔瘡，下濕氣，下乳，糟煮服良。生浸取汁洗疔瘡。多食發嗽并冷氣，消腎。

陳殼：治陰瘡，止痢。

肉：寒。明目，去暴熱，利小便，下熱氣腳氣，濕毒，解酒毒目黃。浸取汁服，主消渴。

爛殼：燒爲白灰，飲下，治反胃，吐食，除心胸痰水及失精。可用陳久者，良。

### 蚌蛤

性冷，無毒。

---

1　瘻：原誤作"瘻"。據《證類本草》卷二十"海蛤"條改。
2　骨：原誤作"蛤"。據《證類本草》卷二十"海蛤"條改。
3　狂：原誤作"微"。據《證類本草》卷二十"海蛤"條改。

主明目，止消渴，除煩，解熱毒。補婦人虛勞下血，并痔瘻，血崩帶下，壓丹石藥毒。以黃連末内之，取汁點赤眼并暗昏良。

爛殼粉：飲下，治反胃痰飲，此即是寶裝大者。止瘄及痢，并嘔逆、癰腫，醋調傅。兼能制石亭脂。蚌、蜆二味，大同小異。《衍義》言其冷，不言其濕。多食則發痰，以其濕中有火，久則氣上升而不降，因生痰多熱，熱則生風，何之？

### 車螯

性冷，無毒。

治酒毒，消渴，消酒并癰腫。

殼：治瘡癤腫毒，燒二度，各以醋煅搗爲末。又甘草等分酒服，以醋調傅腫上，妙。車螯是大蛤，一名蜃，能吐氣爲樓臺。海中春夏間，依約島溆，常有此氣。

### 蚶

性溫。

主治心腹冷氣，腰脊冷風，利五臟，健胃，令人能食。每食畢以飯壓之，不則令人口乾。又云：溫中消食，起陽。時最重，出海内，殼如瓦屋。又云：無毒，益血色。久年牆壁間陳殼，燒令通赤，以米醋淬煅三次，治一切卒心疼，及一切血氣，冷氣，癖癥瘕。其殼名瓦壟子，醋淬三次，埋令壞，醋膏丸，治一切氣血痕癥。

### 淡菜

性溫。

補五臟，理腰脚氣。益陽事，能消食，除腹中冷氣并痛，消疝癖氣。多食令人頭悶目暗，可微利即止。北人多不識，雖形狀不典，而甚益人。補虛勞損，産後血結，崩中帶下，癥瘕腰痛，潤毛[1]髮。

---

1 毛：原誤作“色”。據《證類本草》卷二十二“淡菜”條改。

### 鼠婦

味酸，溫，性微寒。無毒。人家地上處處有之。

主治氣癃，不得小便，婦人月閉血瘕，癲痓寒熱，利水道。仲景用治久瘧。

### 田中螺[1]

大寒，無毒。

主治目中熱赤腫，止渴。不可多食。

其肉：敷熱瘡。

殼：主治反胃。

汁：能醒酒。

### 牡鼠

性微寒，無毒。

主療踒折跌筋骨，搗敷之，三日一易。

四足及尾：主婦人墜胎[2]及易出。

肉：熱，無毒。主小兒哺露大腹，炙[3]食。

糞：主治小兒癇疾，大腹，時行勞復。

## 魚部第十二 計二十一味[4] 附蛇類 計九種[5]

### 烏賊魚

味鹹，氣微溫。無毒。惡白斂、白及、附子。

主療女子崩中，漏下赤白，經汁血閉，陰蝕腫痛，寒熱癥瘕，無子，驚氣入腹，腹痛環臍，陰中寒腫。令人有子。又止瘡多膿汁不燥。

肉：味酸，平。主益氣。生東海池澤，取無時。

---

1 田中螺：其後原有“汁”字。據目錄及正文內容刪。
2 墜胎：原誤作“胎壓”。據《證類本草》卷二十二“牡鼠”條改。
3 炙：原誤作“灰”。據《證類本草》卷二十二“牡鼠”條改。
4 計二十一味：原無，據目錄補。
5 計九種：原無，據目錄補。

骨[1]：治心痛，殺蟲，消目中浮翳，陰頭癰瘡，傅末良。一云烏賊魚，卽海螵蛸。退翳殺蟲，治崩攻痢，更治耳聾。其血於墨[2]，能吸波噀墨以溷水，所以自衛。有八足聚于口傍，浮泛於水面，烏見，謂其必死，欲啄之，則聚足抱烏拖入水中食之，故名烏[3]賊魚。

制法：凡使，勿誤用沙魚骨，緣相似，只是上紋橫，不入藥。要認上紋順者真。用血鹵作水浸，并煮一伏時，摅出，于屋下掘二地坑，先將炭火燒坑，去淨炭火，放骨一宿，至天明取出用之，其功加倍。

## 鮻魚

味甘，性寒。無毒。

主治濕痹，面目浮腫，下大水，療五痔，有瘡者不可食，令人瘢血。一名鮦[4]魚。與小豆合煮，療腫甚效。

## 鮧魚

味甘。無毒。

主治百病。一名鯷魚，一名鮎魚。又有鱯魚，相似而大。赤目、赤須者殺人。

## 鯽魚

味甘，溫。無毒。

有和中溫胃之功。能治諸瘡，燒以醬汁和塗之。或取豬脂煎用。又治腸癰，小兒頭瘡，口瘡，重舌，目翳。合蓴作羹，治胃弱不下食；作膾，治腸風下血，久患赤白痢。丹溪云：諸魚屬火，惟鯽魚屬土，故能入陽明而有調胃實腸之功。若食之多者，未嘗不動火也，慎之。又云：諸魚之性，無德之倫，故能起火。不可合猴、雉肉食，不宜與豬肝同食。

---

1　骨：據《證類本草》卷二十一"烏賊魚骨"條，以上"主療"卽烏賊魚骨的功效，此處增加而已。

2　於墨：《證類本草》卷二十一"烏賊魚骨"條作"如墨"，義長。

3　烏：原脫。據《證類本草》卷二十一"烏賊魚骨"條補。

4　鮦：原誤作"銅"。據《證類本草》卷二十"鮻魚"條改。

### 鮑魚

味辛，臭，氣溫。無毒。

主墮腿[1]蹴踠折，惡血血痹在四肢不散者，女子崩中血不止。勿令中鹹。

### 鯉魚

味苦、甘，氣寒。無毒。

主治咳逆上氣，黃疸，止渴。生煮療水腫，脚滿下氣。

膽：主治目熱赤腫，青盲，久服明目，強悍益志氣。

骨：主女子赤白帶下。

齒：治五淋，石淋尤佳。

### 鰻鱺魚

味甘。有毒。

主治五痔，瘡瘻，殺諸蟲，愈痔，退骨蒸勞熱，補五臟虛損，消項、腮白駮風熱。

### 鮀魚甲[2]

味酸，氣微溫，有毒。蜀漆爲使。畏狗膽、芫花、甘遂。

主治心腹癥瘕，伏堅積聚，寒熱，女子崩中下血五色，小腹陰中相引痛[3]，瘡疥死肌，五邪涕泣，時驚，腰中腫痛，小兒氣瘻，眥[4]潰。

肉：治少氣[5]吸吸，足不立地。生南海池澤。

### 鮫魚

一名沙魚，又名鰒魚。

---

1　腿：原作“骽”。同“腿”，據改。

2　魚甲：原作“甲魚”。據《證類本草》卷二十一“鮀魚甲”條乙轉。鮀魚，卽鼉，鱷魚之類。

3　小腹陰中相引痛：原作“水腹陰中相隱”，義晦。據《證類本草》卷二十一“鮀魚甲”條改。

4　眥：原誤作“皆”。據《證類本草》卷二十一“鮀魚甲”條改。

5　少氣：原作“小兒”，今據《證類本草》卷二十一“鮀魚甲”條改。

主治蠱氣蠱疰[1]方用。卽裝刀靶鯌[2]魚皮也。

## 白魚

味甘，氣平。無毒。

主助胃氣，開胃下食，去水氣，令人肥健。大者六七尺，色白、頭昂。生江湖中。

## 鱖魚

味甘，平。無毒。

主治腹內惡血，益氣力，令人肥健，去腹內小蟲。背有黑點，味尤重。昔仙人劉憑常食，卽石桂魚也。

## 青魚

味甘，氣平。無毒。鮓不可同生胡荽及生葵、麥醬食。

主治脚氣濕痹。作鮓與服丹石人相反。

眼睛：主能夜視。

頭中枕：蒸取乾，代琥珀用之。磨服，治心腹痛。

膽：治目暗，滴汁於目中，或掛陰乾，磨水點目，并塗惡瘡。

## 河豚魚

味甘，氣溫。有毒。

主補虛，去濕氣，理腰脚，去痔疾，殺蟲。江、河、淮皆有。

## 石首魚

味甘。無毒。頭中有石，如棋子。

主治石淋，磨服之。又將此石燒灰爲末服。和蓴菜作羹，開胃益氣。劈片暴乾，名羞魚，諸病宜食。初出水，能鳴，夜視有光。又有野鴨中有石，云

1　蠱氣蠱疰：原誤作"虵氣虵疰"。據《證類本草》卷二十一"鮫魚皮"條改。

2　鯌：原脫。據《證類本草》卷二十一"鮫魚皮"條補。鯌，音鵲。

是此魚所化。生東海。又云鮮食，不療病。

### 鯔魚

味甘，氣平。無毒。

主開胃，通利五臟，久服令人肥健。此魚食泥，與百藥無忌。似鯉，身圓，頭匾，骨軟，生江海淺水。

### 鱸魚

平。

主補五臟，益筋骨，和腸胃，治水氣。多食宜人。作酢尤良。又暴乾，甚香美。雖有小毒，不至發病。一云：多發痃癖瘡腫，不可與乳酪同食。

### 鱉

平。微毒。

治痔，殺蟲。多食發嗽并瘡癬。其殼入香，能發衆香氣。

尾：燒焦，治腸風瀉血，并崩中帶下及産後痢。

脂：燒，能集鼠。

### 馬刀

味辛，微寒。有毒。

主治漏下赤白，寒熱，破石淋，殺禽獸賊鼠，除五藏間熱，肌中鼠鼷，止煩[1]滿補中，利肌關。用之當煉，得水爛人腸。又云：得水良。一名馬蛤。

### 鱓魚

味辛，大溫。無毒。凡頭有白色如連株至脊上者，腹中無膽者，頭中無腮者，并殺人。魚汁不可合鸕鷀肉同食。又不可合白犬血食，俱損人。

主補中益血，善補氣。療㿗唇。又婦人産前有疾可食。五月五日取骨頭燒之，爲末，止痢。

---

1　煩：原作“渴”。《證類本草》卷二十二“馬刀”條作“煩”，義長，據改。

## 蟹

味鹹，氣寒。有毒。殺莨菪毒、漆毒。紫蘇能解此毒。

主治胸中邪氣，熱結痛，喎僻面腫。

黃：能化漆爲水血。燒，能集鼠、招蠅，故能散血而愈漆瘡，并養[1]筋益氣。

爪：主破血胞，墮胎。

## 蝦

無須及煮色白、腹中通黑，皆不可食。生水田溝渠中者，有小毒。治小兒患赤白遊腫，搗碎傅之。

## 蛇蛻

味鹹，氣平。無毒。一云有毒。色白如銀、完全、石上者佳。惡磁石及酒。

主療小兒百二十四種驚癇、瘈瘲、癲疾，寒熱腸痔，蟲毒。蛇癇，弄舌搖頭，大人五邪，言語僻越，纏喉風，頭瘡，瘰癧惡瘡，嘔咳，明目去翳，催生，去白癜風。火熬之良。一名龍子皮，又名龍子單衣。

制法：凡使，先於屋下掘一坑，可深一尺二寸，安蛇皮於中一宿，至卯時取出，用醋浸一時，炙乾用。

## 白花蛇

味甘、鹹，氣溫。有毒。

主治中風癱瘓，濕痹不仁，筋脉拘急，口眼喎斜，半身不遂，骨節疼痛，大風疥癩及暴風瘙癢，脚弱不能久立。此蛇治風速于諸蛇。一名褰鼻蛇。

制法：凡用，去頭尾，酒浸三日，去酒火炙，去皮骨，取中段用尤妙。

## 烏蛇

味甘，氣平。無毒。背有三棱，色黑如漆，尾細尖長者佳。眼下陷者爲真。

---

1　養：原脫。據《證類本草》卷二十一“蟹”條補。

主治諸風癮疹，疥癬，皮膚不仁，濕痹拘攣，口眼喎斜，大風惡癩，諸瘡頑痹風熱。可入丸散。其蛇性善，不齧物。江東有黑稍蛇，能纏物至死，亦如其類。生商洛山。

制法：酒浸去頭尾，炙熟，去皮骨，入丸散，亦酒合膏。

### 金蛇

無毒。

解生金毒。人中金藥毒，取蛇四寸，炙令黃，煮汁飲，頻服之，以差爲度。大如中指，長尺許，常登木飲露。身作金色，照日有光。

### 銀蛇

無毒。

解銀藥毒。人中金毒，候之法：合瞑取銀[1]口中含，至曉，銀變爲金色者是也，令人肉作雞脚裂。生澄州。

### 蝮[2]蛇膽

味苦，氣微寒。有毒。

主蜃瘡。肉：釀作酒，療巓疾，諸瘻，心腹痛，下結氣，除蠱毒。其蛇腹吞鼠，故有小毒。療鼠瘻最效。

### 敗龜板

味鹹，氣甘。陰中陽也。無毒。卜師鑽過者良。惡沙參。畏狗膽、蜚蠊。勿令中濕，中濕即有毒。

主療崩中，漏下赤白，破癥瘕痎瘧，五痔陰蝕，濕痹四肢重弱，癱緩，小兒顋不合，頭瘡難燥，心腹痛，腰背酸疼，骨中寒熱，傷寒勞復，或肌體寒熱欲死。大有補陰之功，力猛，兼去瘀血，續筋骨，治勞倦。其能補陰者，蓋龜乃

---

1　銀：原脱，語不通。據《證類本草》卷二十二“金蛇”條補。

2　蝮：原作“馥”。考本草無此蛇名，乃“蝮”之誤。據《證類本草》卷二十二“蝮蛇膽”條改。

至陰之物，稟北方之氣而生，故能補陰，治陰血不足，止血，主四肢無力。因其至靈于物，故用以補心甚驗，方家以此照鹿角膠煎法熬成，名玄武膠，入藥尤快捷。

制法：凡用版，以酥炙，或用猪脂、酒炙黃皆可。如熬膏，每龜板十斤，用茵陳二兩，如煎鹿角膠法同。

## 鱉甲

味鹹，氣平。無毒。惡礬石。三足者不可食，不可與雞子并食，合莧菜食傷人。

主療心腹癥瘕堅積，寒熱，去痞，鼻中息肉，陰蝕痔惡肉，消癰腫，溫瘧勞瘦，骨蒸勞熱，小兒脅下堅，婦人漏下血瘕，腰痛，五般羸瘦，墮胎。

肉：味甘。主傷中益氣，補不足。

制法：凡使綠色、九肋、多裙、重七兩者。用如治破癥、消塊、定心，每用米醋下火煎之。若治勞去熱，用童便晝夜煮。俱用六一泥固濟瓶口，煮畢去裙，留骨于石上，搥碎，石臼內搗成粉，以雞皮裹之，取東流水三兩斗，盆盛，閣於盆上一宿，至於明，任用，力有萬倍。

## 鯪鯉甲

氣微寒。有毒。卽穿山甲。

主治諸惡瘡疥癬，痔瘻，乳癰吹乳，并燒存性爲末，酒調服，傅之皆效。《圖經》云：日中出岸，開鱗甲若死，令蟻入中。蟻滿便閉而入水，蟻皆浮出，因接而食之，故治蟻瘻更效。及治風痹，療山嵐瘴氣瘧病，產後血氣衝心血暈，婦人被邪啼哭，及諸疰疾，小兒驚邪氣痔，下膿血，腹中氣血將結，凝滯生癥，非此不能除。此藥能和血通氣，無往不利。皆處有之。取捕無時。

制法：滾水浸七日七換，細剉，蚌蛤粉拌炒成洣[1]用。

---

1　洣：原文如此。"洣"乃水名，用於此處不通。考《證類本草》"鯪鯉甲"條及《本草綱目》"鯪鯉"條均無此炮製法。然穿山甲片伴蛤粉炒泡，習稱"甲珠"，故此推測，"洣"乃"珠"字之誤。

# 校後記

《藥性會元》三卷，明·梅得春編集，于萬曆二十三年（1595）付梓刊行。

### 一、作者與内容特點

#### （一）關於作者

作者梅得春，字元實，錢塘（今浙江杭州）人。從其書序言可以推知，梅氏的主要醫學活動在明萬曆年間（1573—1620）。據記載，梅氏“才如操割，譚若懸河”，具有豐富的學識和極佳的口才。和當時許多知識分子一樣，梅氏也曾有過仕途之夢，但“祇以數奇”，運氣不佳，最終也不過是一名普通的幕僚。然而他的精湛醫術，在同僚間頗有名氣。據説甲午年（1594），其同僚劉司理病重，到了“微息垂絶，群醫視之卻步而走”的程度，後來因爲梅氏的處方用藥，才得以起死回生，不過十幾天就康復如初。他在任上的時候，曾經遇到過疫病流行。經過他的救治，據説“所全活無算”。梅氏近乎神奇的用藥，是因爲他對藥性有過深入的研究。他所編撰的三卷《藥性會元》，集中反映了他豐富的臨床用藥經驗。嗣後梅氏將傾注他畢生心血的《藥性會元》書稿，呈送給地方官湖廣承宣布政使陳性學過目，大獲陳氏獎掖。在陳性學的幫助之下，《藥性會元》得以在萬曆二十三年（1595）出版。

有關梅氏的生平，除了《藥性會元》一書的序言之外，別無其他史料。倒是梅氏在《藥性會元》中論藥時，透露了他的一些行蹤。例如書中人參條之末記曰：“余在都中，每見醫以人參浪用，不審可否，惟概補之，往往斃傷不可勝計。同志者慎之。”這一記載，印證了當時溫補之風在京城的風行。梅氏親睹不辨藥性、致人死命的事例，對此深惡痛絶。除告誡“同志者慎之”而外，撰寫《藥性會元》，恐怕也是打算一糾世風。由於梅氏的書出版之時，李時珍的《本草綱目》也才剛出版兩年，從當時書籍流傳的速度和梅氏書中的内容來看，可以肯定的是，梅氏沒有引用過《本草綱目》的内容，而是較多地引用了《證類本草》與《本草衍義補遺》，并把他自己多年的臨床經驗，灌注於書中，爲後世處方用藥提供某些借鑒。

#### （二）内容和特色

《藥性會元》是一部小書，僅三卷，目錄記載藥物 560 味，正文實有藥 562 味。這些藥物被分佈在草、木、菜、果、米穀、金、玉石、人、禽、獸、蟲、魚部等十二部之下。從藥物分類的角度來看，并無新意，不過是承襲了當時流行的宋・唐慎微《證類本草》和元・王好古《湯液本草》二書的分類法而已。要論該書的特色，其實就體現在書名"會元"之中。

據陳性學序的解釋，所謂"會元"，就是"統會杏林百氏之元"。他還打了個比方："譬之天道，會四氣之元而繁育品匯，然茲'會元'之義所由取也。"這里的"元"，有"善""精華"之意。《尚書・舜典》："柔遠能邇，惇德允元。"孔穎達對"元"的解釋是："元，善之長。"從這個意義來說，梅氏此書，旨在統會集中醫學各家之長，以幫助後世醫家臨床用藥，扶助群生。

作爲一名臨床醫生，梅得春編書時唯一關注的是如何突出各藥的主要用途，并不在意注明哪些是何人之見。甚至在選藥立條的時候，他也只是從處方用藥的角度出發，確定藥味。例如該書將熟地黄、生地黄，白芍藥、赤芍藥，草烏、川烏等藥分別立條，這就是根據臨床用藥而來的。從藥物來源來說，古代一般本草都將生、熟地黄并於"地黄"條，赤、白芍藥并於"芍藥"條，川、草烏并於"烏頭"條。爲了臨床實用，梅氏採用了一般不注出處，統爲直敘的述藥方式，將與臨床關係最爲密切的内容簡潔地予以介紹。

《藥性會元》幾乎全是藥物各論。每一藥物所介紹的内容大致分成三大塊：

一是在介紹藥物的性味、良毒、反畏之外，必明其升降、浮沉、陰陽、歸經。這部分内容多受金元醫學的影響。

二是列舉藥物主治及用藥法，或闡釋藥理。這是藥物的主體内容，也是該書的精華所在。作者將諸家用藥的要點用自己的話加以歸納，并結合配伍治療，介紹諸藥的具體用法。這部分内容極爲扼要簡潔，頗爲實用。

三是在藥物主體内容之後，或附述藥物形態及質量鑒別，或簡述藥物炮製等。有則述之，無則省之。

從書中論藥可以推知，梅氏主要參考的是《證類本草》《湯液本草》和元・朱丹溪的《本草衍義補遺》。其中對朱丹溪的用藥法引述尤多。但作者并沒有照抄以上各書所引諸家藥論，而是將它們糅合起來，加上作者自己的用藥心得，再予以表述。在學術觀點上，該書明顯地反對濫用溫補藥品。除前述披露濫用人參爲害的例子外，在"仙茅"條下亦載有："余曾見一人無子，嗜服此藥，後致吐血而殂。書此戒之。"而仙茅正是當時溫補派喜用的藥物之一。

梅氏服膺于朱丹溪之說，因此，其書雖基本不注明藥論出處，但對朱丹溪卻經常推崇備至。例如在金石藥的使用方面，梅氏就提到了朱丹溪的見解，并聲明其并無與朱氏相悖謬之處。該書卷下“金石部”中，梅氏有專門的“金石論”，其文曰：

“觀夫金石之藥，舊本贊其功力，非云神仙，即云不老；不曰補腎，則曰興陽。嗟乎！斯道之謬也。以慓悍之劑，而制氣血之軀，則其爲禍匪細，況博濟乎！故丹溪先生恐人惑用，略不載之。茲既纂成一帙，少有不備，非全書矣。顧其中亦有不可闕者，是僅存之，以俟審擇。若不明其禍端，正謂隱惡揚善，其誤人之責歸誰歟？”

全書除藥性這一重點内容之外，也記載了一些藥物來源、鑒別、炮制等方面的内容。關於用藥品種的論述，可見于梔子、合歡等藥物之下。如梔子條下云：

“生山間者，爲山梔子。人家園圃栽者爲黃梔子，不入藥。方中所用山梔，形最緊小，七棱至九棱者良。”

這與《湯液本草》所説的“梔子大而長者染色，不堪入藥”是相吻合的。又合歡條下記云：

“又一種，一名合歡皮，考之乃槿樹皮，而治肺癰，以收斂其瘡口。亦能蠲忿。因其功治效驗，原性雖無，寧忍遺棄？附之此，備參考，實非合歡皮也。”

鹿茸條下，作者還記載了當時對藥材的要求：

“凡用茸，要不破損者，未曾成角者，形如小子茄。又云毋用太嫩者。長三寸，端如鳩腦者佳。”

這些記錄，對現代研究藥物的品種來源等甚有參考價值。

## 二、底本流傳及選定

談起明代的本草，人們自然首先想到的是《本草綱目》。毋庸諱言，李時珍在本草領域的光輝業績使得與其同時代的一些醫藥學家黯然失色。但是，星空的璀璨永遠是群星同耀的結果。因此，研究中國藥物，也必須同時注意《本草綱目》之外的其他各具特色的本草著作。與《本草綱目》幾乎同時問世的《藥性會元》就是這樣一部少爲人知的臨床藥書。

該書于萬曆二十三年（1595）出版後，曾由清初《千頃堂書目》著録，然未見後世醫書本草引用。今存世者惟日本存刻本一部[1]，美國存清康熙間抄本一

---

1　見載於日本國立公文書館内閣文庫1956年撰《（改訂）内閣文庫漢籍分類目録》。

部[1]，後者乃據前者抄錄。本次校點的底本乃日本刻本的複製件。該本原由內閣文庫館藏書目著錄爲楓山文庫（卽紅葉山文庫）舊藏。該文庫由德川幕府始建於慶長七年（1602），明治十七年（1884）歸入太政官文庫（卽後之內閣文庫）。

原書署爲明·梅得春編集，王納諫刻，明萬曆二十三年（1595）序刊本。日本國立公文書館內閣文庫藏。三冊。書號：子 44-17。原書膠片無標尺，版框尺寸不明。每半葉十行，行二十二字。白口，無魚尾，正文四周單邊。首爲萬曆二十三年陳性學"藥性會元序"。序後鈐有三章，依次爲"丁丑進士""經筵侍御""還冲"。次爲目錄、正文。各卷前有分目錄，卷首題署爲"新鍥藥性會元 / 錢塘元實甫梅得春編集 / 馬平夷仲甫陸可行考訂 / 楚零可貞甫王有恒同校 / 周南君采甫王納諫梓行 / 楚靖後學陳謨贍次"。

### 三、校點中所遇問題與處理法

由於《藥性會元》一書在中國已經失傳，因此，在點校該書時，確實找不到可資對校之刊本。鑒於明代一般坊刻的醫書在質量上是比較低劣的，異體字、俗字、別字甚多，故在校點中，我們只有借助作者曾經參考過的著作，并結合醫學一般的義理，來進行點校。對于已經給了出處的文字，便使用所引原書進行他校。

但是，由于作者一般引文不注明出處，且經常在引文時進行化裁，校點遇到的困難就很大。爲了找到他校之書的校改依據，增加了很大工作量。對省略過分，以致文義難明的內容，則參考上述提到的《證類本草》《湯液本草》和《本草衍義補遺》三書根據藥名與行文文義予以注解，使原義更爲明確。如卷下"蝮蛇"條："蝮：原作'蝮'。考本草無此蛇名，乃'蝮'之誤。據《證類本草》卷二十二'蝮蛇膽'條改。"

如果本書引文與前代本草原著差別較大，就不改引文，出注説明，以供參考。如卷中"蘇方木"有云："其中心泥功倍常。"其中"中心泥"三字文義不清，但在各書"蘇方木"條中，均無"中心泥"一説。因而注云："中心泥：《證類》卷

---

1 見載于屈萬里撰《普林斯頓大學葛思德東方圖書館·中文善本書志》，臺北藝文圖書公司 1975 年出版。

十四"蘸方木"條引"雷公"云："中心文橫如紫角者，號曰木中尊色，其效倍常百等。'供參考。"

　　作者在寫作此書時，注重的是實用，很少斟酌語言文字，致使該書有些地方文理欠暢，甚至難以理解。書中有一些用詞是民間俗語，用字又不規範，往往利用一般字書解決不了釋義的問題。對此，我們在校點時盡己所能，作一些簡單的注釋。如卷中"葡萄"條有云"其苗即木通"，本來這句話也没什麼難以理解的，但爲了避免讀者產生誤解，我們還是加了注釋："其苗即木通：據《證類本草》卷二十三'葡萄'條引《圖經》云：'故俗呼其苗为木通，逐水利小肠尤佳。'此俗呼爲'木通'，并非现今作爲利尿通淋藥通用的木通。"又如本書中經常可以見到"渾去水"，其中的"渾"字，我們也加了注，這實際上通"泌"，有"濾汁留滓"的意思。雖然本次的校點中注釋并不是重點，但爲了使該書真正發揮其臨床實用的作用，我們還是盡力而爲。其中點校注釋有誤的地方，歡迎讀者不吝指教。

# 藥名拼音索引